Adrian Vega

Sistema Holístico de Sanación Arcturiana

Una Guía para la Sanación Multidimensional y el Despertar de la Consciencia

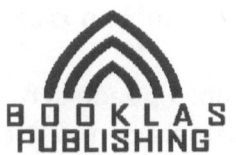

BOOKLAS
PUBLISHING

Título Original: *Sistema Holístico de Sanación Arcturiana*
Copyright © 2025, publicado por Luiz Antonio dos Santos ME.

Este libro presenta los principios fundamentales del Reiki, explorando sus raíces históricas, prácticas energéticas e impacto en el bienestar físico, emocional y espiritual. A través de un lenguaje accesible y ejemplos prácticos, la obra guía a los lectores en un viaje de autodescubrimiento y sanación interior.

1ª Edición
Equipo de Producción
Autor: Adrian Vega
Editor: Luiz Santos
Revisión: Anacleto Borba
Portada: Studios Booklas / Tadeu Sheller

Publicación e Identificación
Sistema Holístico de Sanación Arcturiana/ Por Adrian Vega
Booklas Publishing, 2024
Categorías: Cuerpo, Mente y Espíritu / Salud y Sanación / Meditación
DDC: 615.852 - CDU: 613.8

Todos los derechos reservados a:
Booklas Publishing / Luiz Antonio dos Santos ME

Ninguna parte de este libro puede ser reproducida, almacenada en un sistema de recuperación o transmitida por cualquier medio —electrónico, mecánico, fotocopia, grabación u otro— sin la autorización previa y expresa del titular de los derechos de autor.

Contenido

Prólogo 5
Capítulo 1 Sanación Multidimensional Arcturiana 7
Capítulo 2 Energía y Anatomía Vibracional 13
Capítulo 3 Preparación y Sanación Integral 20
Capítulo 4 Frecuencias y Poder Creador................................ 28
Capítulo 5 Conexión y Herramientas Sagradas 35
Capítulo 6 Conexión y Herramientas Sagradas 42
Capítulo 7 Ética y Purificación Energética 49
Capítulo 8 Chakras e Autosanación 56
Capítulo 9 Geometría Sagrada y Canalización 63
Capítulo 10 Sanación y Protección Áurica 70
Capítulo 11 Sanación Mental y Energética 77
Capítulo 12 Sanación Remota y Espacios Sagrados 84
Capítulo 13 Sanación Multidimensional y Fusión Energética.... 91
Capítulo 14 Sanación Colectiva e Intuición 98
Capítulo 15 Cristales y Sanación Arcturiana 104
Capítulo 16 Activación del Cuerpo de Luz 110
Capítulo 17 Reprogramación y Sanación Interdimensional 116
Capítulo 18 Maestros y Símbolos Arcturianos 123
Capítulo 19 Reconstrucción del ADN Energético y Sanación Ancestral 130
Capítulo 20 Sonido y Sanación del Corazón 136
Capítulo 21 Alineación Cósmica y Sanación Animal............. 142
Capítulo 22 Protección y Liberación Energética 148

Capítulo 23 Sanación de Relaciones y Luz 154

Capítulo 24 Armonía con la Tierra y Regeneración 160

Capítulo 25 Sanación Infantil y Grupal 166

Capítulo 26 Maestría y Práctica Avanzada 172

Epílogo 178

Prólogo

Desde las profundidades del cosmos, donde el silencio solo se interrumpe por la melodía vibracional del universo, surge una invitación ineludible: un viaje hacia tu interior, más allá de las barreras impuestas por la mente y el cuerpo. Lo que estás a punto de sostener no es solo un libro; es un mapa, una guía y una llave. Cada página ha sido impregnada con un propósito singular: despertar en ti la resonancia de algo que siempre estuvo allí, esperando el momento adecuado para emerger.

Los Arcturianos, seres de sabiduría y luz, han abierto una ventana a través de este conocimiento, conectándose con lo más sutil y puro en ti. Sus frecuencias y energías, que trascienden la comprensión convencional, resuenan con lo que llamamos esencia, el punto de equilibrio entre lo físico y lo espiritual. No se presentan como maestros distantes, sino como compañeros que reconocen el potencial infinito de tu existencia.

A lo largo de tu vida, quizás hayas sentido un vacío inexplicable, una búsqueda constante de algo que nunca encontraste. Tal vez hayas notado que las respuestas que buscabas siempre estaban un paso más allá de donde mirabas. Este libro, sin embargo, es diferente. Ha sido escrito para ti —no para el colectivo, no para una multitud, sino para tu alma única, con sus desafíos, sueños y potencialidades.

La medicina holística arcturiana no es solo un remedio para el cuerpo. Es un recordatorio de que todo en ti está conectado: mente, espíritu, emociones y cuerpo físico. Llevas dentro un sistema energético que pulsa con las verdades del universo. Cada bloqueo que liberas, cada herida que sanas, genera una nueva melodía que se alinea con la frecuencia más pura del cosmos.

En las páginas que siguen, no encontrarás solo información, sino también vibraciones que activan partes dormidas de tu conciencia. Cada práctica, cada concepto, cada enseñanza ha sido diseñado para hacerte recordar, para encender en ti el poder que siempre has tenido, pero que tal vez fue silenciado por la densidad del mundo.

Permite que esta lectura sea más que un acto intelectual. Siéntela. Conéctate con ella. Porque al hacerlo, no solo se alineará tu sistema energético, sino que también cambiará el universo que te rodea. Ese es el poder que llevas dentro. Y este libro es el recordatorio de que nunca estás solo en este camino.

Luiz Santos
Editor

Capítulo 1
Sanación Multidimensional Arcturiana

La sanación holística no es simplemente un proceso de curación; es una experiencia transformadora que abarca cada rincón de nuestra existencia. En el vasto tejido de la vida, todo está interconectado: cuerpo, mente, emociones y espíritu forman un delicado equilibrio que sostiene nuestro bienestar. Este capítulo comienza a desentrañar este sistema de sanación multidimensional, que trasciende las barreras convencionales para ofrecernos un camino hacia la verdadera armonía interior.

En el corazón de este enfoque se encuentra la comprensión de que cada aspecto de nuestra existencia refleja un todo mayor. Las dolencias físicas a menudo son un eco de desequilibrios emocionales, mientras que los bloqueos energéticos pueden manifestarse como pensamientos intrusivos o incluso como enfermedades. Reconocer esta intrincada interrelación es el primer paso hacia una sanación auténtica, que no solo alivia los síntomas, sino que sana la raíz de nuestras dolencias.

La sanación arcturiana se erige como un sistema holístico que integra estas dimensiones, guiándonos hacia un estado de equilibrio profundo. Pero antes de sumergirnos en sus complejidades, es esencial comprender los cimientos en los que se basa.

El término "sanación holística" evoca la imagen de una totalidad integrada, pero ¿qué significa en realidad? En su núcleo, se trata de abordar al ser humano como un todo indivisible. Mientras que las prácticas médicas convencionales tienden a centrarse en los síntomas aislados, el enfoque holístico explora las causas subyacentes en todos los niveles: físico, emocional, mental y espiritual. Este paradigma no solo busca aliviar el sufrimiento, sino restaurar la vitalidad inherente a cada individuo.

En esta travesía, los Arcturianos desempeñan un papel único. Estos seres de alta vibración, conocidos por su profundo conocimiento espiritual y energético, nos ofrecen herramientas y enseñanzas que resuenan con las frecuencias más elevadas del cosmos. Su conexión con la humanidad no es casualidad, sino una relación cultivada a lo largo de milenios, diseñada para guiarnos hacia un mayor entendimiento de nuestro lugar en el universo y de nuestra capacidad innata para sanar.

La sanación arcturiana es, en esencia, un viaje hacia el autoconocimiento. Antes de aprender a canalizar estas energías, debemos examinar nuestras propias energías internas. ¿Qué patrones de pensamiento dominan nuestra mente? ¿Qué emociones hemos reprimido? ¿Qué señales nos envía nuestro cuerpo que hemos ignorado? Cada uno de estos aspectos ofrece pistas cruciales para comprender el estado de nuestro ser y el camino hacia la sanación.

La multidimensionalidad de este sistema radica en su capacidad para abordar estas preguntas desde múltiples perspectivas. Imagina que tu ser es como un instrumento musical, con cada aspecto de tu existencia representando una cuerda. Cuando estas cuerdas están afinadas y vibran al unísono, la música que producen es armoniosa y equilibrada. Pero si una cuerda está desafinada, toda la melodía se ve afectada. La sanación holística actúa como el afinador que restaura la armonía perdida.

En este proceso, no solo buscamos sanar el cuerpo, sino también liberar emociones atrapadas, reprogramar patrones mentales dañinos y reconectar con nuestra esencia espiritual. Es una danza entre las dimensiones visibles e invisibles de nuestra existencia, en la que cada paso nos acerca más a nuestro estado natural de bienestar.

La sanación holística también nos invita a reconocer nuestra interconexión con el entorno que nos rodea. Vivimos en un universo vibracional, donde cada pensamiento, emoción y acción genera ondas que afectan el tejido de la realidad. Así como un río fluye armoniosamente cuando está libre de obstáculos, nuestra energía vital fluye mejor cuando estamos en equilibrio. Pero cuando se interrumpe este flujo, ya sea por estrés, trauma o influencias externas, surgen bloqueos que impactan nuestra salud.

Es aquí donde las enseñanzas arcturianas ofrecen su sabiduría. Conectadas a las frecuencias más puras del universo, estas prácticas nos enseñan a liberar bloqueos y restaurar el flujo energético natural. No se trata de un simple acto de curación, sino de un retorno a nuestro estado original de equilibrio.

A medida que profundizamos en este camino, comenzamos a comprender que la sanación no es un evento aislado, sino un proceso continuo de transformación. Cada experiencia, cada desafío y cada triunfo son oportunidades para crecer y realinearnos con nuestra esencia más elevada.

En este capítulo introductorio, hemos plantado las semillas de un viaje que promete revolucionar nuestra comprensión de la salud y el bienestar. La sanación arcturiana no solo nos capacita para sanar, sino también para convertirnos en agentes de transformación, irradiando equilibrio y armonía a todo lo que nos rodea.

Desde este punto de partida, el lector está invitado a explorar las profundidades de su ser, a conectarse con energías universales y a descubrir el inmenso potencial de sanación que reside dentro de cada uno de nosotros. La sanación holística no es un destino, sino un viaje continuo hacia la plenitud, y el camino comienza aquí.

En las vastas extensiones del cosmos, donde las estrellas brillan como faros de eternidad, se encuentran civilizaciones que han trascendido las limitaciones físicas y han alcanzado un estado de vibración pura. Los Arcturianos son uno de estos colectivos elevados, conocidos por su profundo compromiso con la expansión espiritual y el equilibrio energético en el universo. Su nombre proviene de la estrella Arcturus, situada en la constelación de Bootes, un faro de luz que resuena con una frecuencia de amor, sabiduría y sanación.

A diferencia de las entidades que habitan los planos densos de la existencia, los Arcturianos no están limitados por cuerpos físicos en el sentido que entendemos. En cambio, operan en niveles de conciencia superiores, donde la materia y la energía coexisten en perfecta armonía. Aunque pueden asumir formas percibidas por los humanos en experiencias meditativas o canalizaciones, su verdadera naturaleza es vibracional, compuesta de frecuencias que resuenan con los niveles más altos de la creación.

Su conexión con la humanidad no es un fenómeno reciente, sino un vínculo cultivado a lo largo de eones. Desde tiempos antiguos, los Arcturianos han guiado a civilizaciones humanas, actuando como guardianes de conocimiento y sanación. A través de mensajes transmitidos en sueños, meditación profunda o estados alterados de conciencia, han impartido sabiduría sobre el funcionamiento del universo, el poder de la energía y el camino hacia la evolución espiritual.

A menudo, estas conexiones se manifiestan como un suave llamado interno, una sensación de familiaridad inexplicable o visiones de formas geométricas y patrones lumínicos. Los que han respondido a este llamado describen una sensación de paz profunda, como si regresaran a un hogar espiritual que habían olvidado. Los Arcturianos, con su paciencia infinita, están siempre presentes para aquellos que buscan comprender su propósito y alcanzar niveles superiores de equilibrio.

La misión de los Arcturianos trasciende el plano humano. Como guardianes universales, están profundamente comprometidos con la preservación del equilibrio energético en todo el cosmos. Este compromiso incluye la asistencia a civilizaciones en transición, especialmente aquellas que enfrentan períodos de crisis o evolución significativa. En el caso de la Tierra, su objetivo es ayudar a la humanidad a despertar a su verdadero potencial, recordándonos que somos seres multidimensionales capaces de co-crear nuestra realidad.

En el contexto de la sanación, los Arcturianos actúan como catalizadores de transformación. Su energía opera en niveles sutiles, penetrando los bloqueos energéticos más profundos y promoviendo una alineación vibracional que restaura el flujo natural de la energía vital. No se trata de una intervención directa, sino de una cooperación entre sus frecuencias elevadas y la intención consciente del receptor. De esta manera, nos empoderan para ser participantes activos en nuestro proceso de sanación.

Los Arcturianos también nos enseñan que la sanación no es simplemente la eliminación de dolencias físicas, sino un proceso de reconexión con nuestra esencia divina. A través de prácticas meditativas y técnicas de canalización, nos guían para acceder a frecuencias de alta vibración que pueden transmutar emociones reprimidas, patrones de pensamiento limitantes y traumas energéticos. Estas enseñanzas nos invitan a asumir la responsabilidad de nuestro bienestar, reconociendo que la verdadera sanación comienza desde el interior.

La relación entre los Arcturianos y los seres humanos se basa en el respeto mutuo y el libre albedrío. A diferencia de otros sistemas de creencias o prácticas, la sanación arcturiana no impone dogmas ni exige devoción. En cambio, se presenta como una herramienta accesible para aquellos que desean explorarla, confiando en la capacidad innata de cada individuo para discernir y elegir su camino.

El legado de los Arcturianos también se manifiesta en su capacidad para trabajar con frecuencias específicas. Estas frecuencias, que a menudo se experimentan como tonos armónicos, colores vibrantes o geometrías sagradas, actúan como portales hacia estados expandidos de conciencia. A través de estas herramientas, los Arcturianos nos invitan a explorar dimensiones superiores y a descubrir la vastedad de nuestro ser multidimensional.

En el viaje hacia la sanación, los Arcturianos no solo son guías, sino también aliados. Su energía es sutil pero profundamente transformadora, actuando como un faro que ilumina el camino hacia nuestra plenitud. Aquellos que han trabajado con estas frecuencias describen experiencias de profunda claridad, paz interior y un sentido renovado de propósito.

Sin embargo, es importante recordar que el contacto con los Arcturianos no es exclusivo de unos pocos. No requiere habilidades psíquicas extraordinarias ni condiciones especiales. Todo lo que se necesita es una apertura genuina y una intención clara de conectarse con estas energías superiores. A través de meditaciones, visualizaciones y prácticas de alineación energética, cualquier persona puede acceder a esta fuente de sanación y sabiduría.

En última instancia, los Arcturianos no buscan adoración ni reconocimiento. Su propósito es sencillo pero profundo: ayudarnos a recordar nuestra verdadera naturaleza como seres de luz, capaces de manifestar equilibrio y armonía en todos los aspectos de nuestra existencia. Al abrirnos a su guía, no solo sanamos nuestras heridas, sino que también despertamos al vasto potencial que reside dentro de nosotros.

La presencia arcturiana es un recordatorio de que no estamos solos en nuestra búsqueda de sanación y evolución. En el vasto tapiz del universo, somos parte de un todo interconectado, y los Arcturianos están aquí para apoyarnos en cada paso del camino. Mientras continuamos explorando las enseñanzas y prácticas que conforman este sistema de sanación, su energía seguirá actuando como un faro, guiándonos hacia una vida de mayor equilibrio, claridad y propósito.

Capítulo 2
Energía y Anatomía Vibracional

En el centro de todo lo que existe yace la energía: una fuerza omnipresente, infinita y en constante movimiento. Aunque invisible para la vista física, la energía constituye el fundamento del universo y permea cada rincón de nuestra existencia. Es la sustancia sutil que conecta los mundos visibles e invisibles, tejiendo un entramado que sostiene y da forma a la vida tal como la conocemos.

Los principios de la energía son universales y atemporales. Desde las partículas subatómicas que vibran en perfecta armonía hasta las vastas galaxias que giran en el cosmos, todo sigue las leyes de la energía. Esta esencia primordial no tiene principio ni fin; simplemente fluye y se transforma, adaptándose a las innumerables formas que componen la realidad.

En la sanación arcturiana, entender los principios de la energía es crucial para desentrañar los misterios del bienestar integral. La energía vital, también conocida como *prana*, *chi* o *ki*, es el flujo que anima a todos los seres vivos. Es el aliento sutil que nutre los cuerpos físico, emocional, mental y espiritual, manteniéndolos en equilibrio. Cuando este flujo es libre y armónico, experimentamos salud y vitalidad; cuando se obstruye, surgen los desequilibrios que eventualmente se manifiestan como enfermedad o malestar.

Cada ser humano es un microcosmos dentro del macrocosmos universal. En este sistema interconectado, nuestros pensamientos, emociones y acciones influyen en el flujo de energía dentro de nosotros y a nuestro alrededor. Un pensamiento positivo genera una vibración elevada que se extiende hacia el entorno, mientras que emociones densas, como el miedo o la ira, pueden crear bloqueos energéticos que interrumpen la fluidez natural.

Uno de los conceptos fundamentales en este ámbito es la frecuencia vibracional. Todo en el universo tiene una vibración específica, desde las piedras más densas hasta las estrellas más luminosas. En el caso de los seres humanos, nuestro estado vibracional está determinado por una combinación de factores, incluidos nuestros pensamientos, emociones y el estado general de nuestro cuerpo energético.

Las frecuencias más altas, asociadas con emociones como el amor, la gratitud y la compasión, promueven la expansión energética y la sanación. Por el contrario, las frecuencias más bajas, relacionadas con emociones como el miedo, el odio o la tristeza, tienden a contraer y obstruir el flujo energético. Este conocimiento es la base de muchas prácticas de sanación, incluida la sanación arcturiana, que busca elevar la frecuencia vibracional del receptor para facilitar la transformación.

Además, la energía no es estática; está en constante movimiento e interacción. Cada persona, objeto y lugar tiene su propia huella energética, que influye en el entorno y es influenciada por él. Esto significa que nuestras interacciones con otras personas y nuestro entorno inmediato pueden tener un impacto significativo en nuestro estado energético.

En el contexto de la sanación, la energía actúa como un puente entre el practicante y el receptor. A través de la intención consciente, el practicante puede canalizar frecuencias elevadas hacia el receptor, ayudándolo a liberar bloqueos y restaurar el flujo natural. Este proceso no se trata de imponer una energía externa, sino de facilitar que el receptor se realinee con su propia frecuencia natural.

Otro principio esencial es el de la polaridad energética. Al igual que en la electricidad, donde existen polos positivo y negativo, la energía también opera en polaridades que deben mantenerse en equilibrio. El desequilibrio entre estas polaridades puede manifestarse como caos interno, mientras que su armonización conduce a un estado de bienestar.

En el cuerpo humano, este principio se refleja en la interacción de diversas energías, como las masculinas y femeninas, las activas y las pasivas, y las que conectan con los elementos de la naturaleza. La sanación arcturiana ayuda a restablecer este equilibrio, promoviendo una integración completa de todas las partes del ser.

La interacción energética no se limita a los individuos; también ocurre entre nosotros y el universo. Cada pensamiento y emoción que emitimos actúa como una onda que viaja a través del campo energético universal, interactuando con otras ondas y creando patrones de resonancia. Este fenómeno, conocido como el principio de correspondencia vibracional, nos enseña que atraemos hacia nosotros aquello que resuena con nuestra vibración.

Esto tiene implicaciones profundas para la sanación, ya que trabajar conscientemente con nuestra energía nos permite cambiar nuestra vibración y, en consecuencia, nuestras experiencias. Por ejemplo, al liberar emociones atrapadas o patrones mentales negativos, no solo transformamos nuestro estado interno, sino que también abrimos la puerta a nuevas oportunidades y conexiones más alineadas con nuestro propósito.

Los Arcturianos, como maestros de la energía, nos ofrecen herramientas y enseñanzas que amplifican nuestra comprensión de estos principios. Uno de sus legados más poderosos es el uso de frecuencias específicas para sintonizar y armonizar el campo energético humano. Estas frecuencias, que se experimentan a menudo como sonidos, colores o sensaciones sutiles, tienen la capacidad de penetrar profundamente en el ser, promoviendo la transformación a niveles que trascienden lo físico.

Por ejemplo, ciertas frecuencias pueden disolver bloqueos emocionales acumulados durante años, mientras que otras pueden elevar la vibración del receptor, facilitando estados de conciencia expandidos. A medida que avanzamos en nuestra comprensión de estos principios, aprendemos a trabajar con estas frecuencias de manera consciente, convirtiéndonos en co-creadores de nuestra sanación y bienestar.

En última instancia, los principios de la energía nos invitan a redescubrir nuestra verdadera naturaleza como seres vibracionales. Nos enseñan que la sanación no es un acto aislado, sino un proceso dinámico y continuo de equilibrio y expansión. Al honrar estos principios y aplicarlos en nuestra vida diaria, no solo promovemos nuestra propia transformación, sino que también contribuimos al equilibrio y armonía del universo en su conjunto.

La sanación arcturiana, con su enfoque en las frecuencias elevadas y la intención consciente, nos abre la puerta a un mundo de posibilidades infinitas, donde cada interacción energética se convierte en una oportunidad para crecer, sanar y trascender. Con este conocimiento, estamos mejor equipados para adentrarnos en el vasto y fascinante mundo de la anatomía energética, que exploraremos en profundidad en los próximos pasos de este viaje.

El cuerpo humano, tan complejo y fascinante en su biología, alberga una dimensión aún más sutil e igualmente intrincada: el sistema energético. Este entramado invisible, compuesto de corrientes y centros de energía, actúa como el puente entre nuestra forma física y las dimensiones superiores de nuestra existencia. La anatomía energética no solo sostiene la vida; también revela los secretos de nuestro bienestar holístico.

Cada individuo posee un sistema energético único que interactúa constantemente con el entorno y las fuerzas cósmicas. Este sistema se compone de varios elementos interconectados: los chakras, los meridianos y el campo áurico. Juntos, forman un ecosistema delicado que influye profundamente en nuestra salud física, emocional, mental y espiritual. Entender esta red sutil es fundamental para cualquier práctica de sanación, especialmente en el sistema arcturiano, que utiliza estas estructuras como puntos de acceso para transformar y armonizar.

Los chakras, palabra sánscrita que significa "rueda" o "vórtice", son los centros energéticos primarios del cuerpo humano. Estos puntos giratorios actúan como puertas de entrada y salida de energía, conectando nuestro cuerpo físico con nuestras dimensiones sutiles. Aunque existen muchos chakras menores, el sistema arcturiano se centra principalmente en los siete principales, que están alineados a lo largo de la columna vertebral, desde la base hasta la coronilla.

1. Chakra raíz (*Muladhara*): Ubicado en la base de la columna, este chakra se asocia con la seguridad, la estabilidad y nuestra conexión con la Tierra. Es el fundamento de nuestro sistema energético, proporcionando anclaje y sustento.
2. Chakra sacro (*Svadhisthana*): Situado justo debajo del ombligo, este centro gobierna las emociones, la creatividad y las relaciones interpersonales. Es una fuente de energía vital y fluidez emocional.
3. Chakra del plexo solar (*Manipura*): Localizado en la región del estómago, representa el poder personal, la confianza y la voluntad. Aquí reside nuestra capacidad de acción y determinación.
4. Chakra del corazón (*Anahata*): En el centro del pecho, este chakra es el puente entre los aspectos físico y espiritual. Es el epicentro del amor, la compasión y la conexión con los demás.
5. Chakra de la garganta (*Vishuddha*): Situado en la base de la garganta, rige la comunicación y la expresión auténtica. Aquí canalizamos nuestra verdad interior hacia el mundo exterior.
6. Chakra del tercer ojo (*Ajna*): Entre las cejas, este centro es el portal de la intuición y la percepción espiritual. Facilita la visión más allá de lo físico y la comprensión de verdades superiores.
7. Chakra corona (*Sahasrara*): En la parte superior de la cabeza, conecta con las dimensiones superiores y la conciencia universal. Es la puerta de entrada a la iluminación y la trascendencia.

Cuando los chakras están equilibrados, el flujo de energía es armónico y sostenido, promoviendo la salud y la claridad. Sin embargo, los bloqueos o desequilibrios en uno o más chakras pueden manifestarse como dolencias físicas, conflictos emocionales o estancamiento espiritual.

Los meridianos, por otro lado, son canales a través de los cuales fluye la energía vital por todo el cuerpo. Estos caminos energéticos, ampliamente reconocidos en la medicina tradicional china, se entrecruzan y alimentan los órganos y tejidos, manteniendo la vitalidad. Al igual que las arterias transportan sangre, los meridianos distribuyen energía a cada célula, asegurando que el cuerpo funcione en equilibrio.

En el sistema arcturiano, los meridianos se ven como una red esencial para conectar las energías externas con las internas. A través de prácticas específicas, como la estimulación con frecuencias arcturianas o la visualización guiada, estos canales pueden limpiarse y revitalizarse, liberando bloqueos y optimizando el flujo energético.

El campo áurico, o aura, es la emanación energética que rodea al cuerpo físico. Este campo vibratorio actúa como una extensión de nuestra esencia, reflejando nuestro estado interno y protegiéndonos de influencias externas. La capa más densa del aura está estrechamente vinculada al cuerpo físico, mientras que las capas más sutiles se expanden hacia dimensiones superiores, representando nuestros aspectos emocionales, mentales y espirituales.

El aura no solo es un indicador de nuestro bienestar; también es un receptor y transmisor de energías. Interactúa constantemente con el entorno, absorbiendo influencias externas y enviando señales que reflejan nuestra frecuencia vibracional. Un aura fuerte y equilibrada es esencial para protegernos de energías no deseadas y mantener nuestra conexión con el universo.

En la sanación arcturiana, se presta especial atención a la limpieza y fortalecimiento del campo áurico. Las prácticas de sanación buscan reparar cualquier daño en este campo, eliminar energías densas acumuladas y expandir la luminosidad de nuestra aura. Estas técnicas aseguran que el receptor esté completamente alineado con las frecuencias más altas, promoviendo la sanación y la transformación.

El sistema energético humano también tiene una relación íntima con el cosmos. Las energías cósmicas, provenientes de fuentes como los planetas, las estrellas y las dimensiones superiores, influyen en nuestro campo energético y, en última instancia, en nuestra vida. Los Arcturianos, como seres de alta vibración, entienden esta conexión y utilizan frecuencias cósmicas para trabajar con nuestra anatomía energética. A través de estas frecuencias, equilibran los chakras, despejan los meridianos y fortalecen el aura, restaurando el equilibrio integral.

La anatomía energética es un reflejo directo de nuestra salud y bienestar. Cada bloqueo, cada desequilibrio y cada distorsión en este sistema tiene su origen en nuestras experiencias, pensamientos y emociones. Al abordar estas raíces a través de prácticas de sanación, no solo restablecemos el flujo energético, sino que también creamos las condiciones para un bienestar duradero.

Este capítulo sobre la anatomía energética nos ha permitido comprender las bases de nuestro sistema sutil. Ahora estamos listos para adentrarnos en prácticas más profundas y específicas que nos permitan interactuar con estas estructuras y promover nuestra transformación holística. A través del conocimiento y la práctica, aprenderemos a sanar desde el núcleo de nuestro ser, desbloqueando el potencial ilimitado que reside dentro de nosotros.

Capítulo 3
Preparación y Sanación Integral

Antes de acceder a las frecuencias elevadas de sanación y transformación que los Arcturianos ofrecen, es imprescindible preparar el terreno interno: nuestro ser espiritual y mental. Este proceso no solo nos permite recibir y canalizar las energías de manera más efectiva, sino que también fortalece nuestra conexión con los niveles superiores de conciencia. La preparación espiritual no es un requisito externo impuesto, sino una invitación a alinearnos con la pureza y claridad necesarias para trabajar con estas fuerzas sutiles y poderosas.

En el corazón de esta preparación se encuentra la intención consciente. A través de ella, dirigimos nuestra mente y espíritu hacia un propósito claro: abrirnos a la sanación y a las energías arcturianas. Esta intención actúa como una llave vibracional que sintoniza nuestra frecuencia con las dimensiones superiores, permitiendo que las energías fluyan libremente y sin obstrucciones.

Uno de los pilares fundamentales en este proceso es la práctica de la meditación. La meditación no es simplemente un acto de relajación, sino un método profundo para calmar la mente, aquietar las distracciones externas y centrar la atención en nuestro núcleo interior. Es en este estado de calma y receptividad donde se establece el puente entre lo físico y lo espiritual, un canal abierto por el cual las frecuencias arcturianas pueden manifestarse.

La meditación como ancla energética

Para comenzar, es esencial crear un espacio sagrado, un entorno que invite a la introspección y la quietud. Este espacio puede ser un rincón tranquilo de la casa, decorado con elementos simbólicos como cristales, velas o imágenes que resuenen con la energía de paz y conexión. Más importante aún, el ambiente debe reflejar una intención clara de respeto y enfoque espiritual.

Una vez establecido el entorno, el practicante puede adoptar una postura cómoda, preferiblemente sentado con la espalda recta, para facilitar el flujo de energía. Cerrar los ojos ayuda a desconectarse del mundo externo y dirigir la atención hacia el interior. Aquí es donde comienza el proceso de alineación, permitiendo que la respiración se convierta en una guía sutil hacia un estado de relajación profunda.

La respiración consciente es un componente clave en la preparación espiritual. Inhalar profundamente mientras se visualiza la entrada de luz pura, y exhalar liberando cualquier tensión o preocupación, permite que el cuerpo y la mente entren en un estado de equilibrio. Este ritmo de respiración, combinado con la visualización de luz, actúa como un imán energético, atrayendo las frecuencias elevadas necesarias para la práctica de sanación.

Conexión a tierra: el arte de equilibrar lo sutil y lo tangible

Antes de ascender hacia las dimensiones superiores, es esencial establecer una conexión firme con la Tierra. Este proceso, conocido como *grounding* o conexión a tierra, garantiza que nuestro cuerpo físico se mantenga equilibrado mientras exploramos las energías más etéreas. Sin esta conexión, podríamos sentirnos desorientados, dispersos o incluso abrumados por la intensidad de las frecuencias superiores.

Un ejercicio sencillo para lograr esta conexión consiste en visualizar raíces que emergen desde la planta de los pies, penetrando profundamente en el suelo. Estas raíces simbolizan nuestra unión con la energía terrestre, permitiéndonos extraer estabilidad y fuerza del núcleo del planeta. Durante este ejercicio, se puede repetir mentalmente una afirmación como: "Estoy anclado y equilibrado, conectado con la energía de la Tierra".

La purificación como preparación interna

Otro paso crucial en la preparación espiritual es la limpieza energética. Este proceso implica liberar las energías densas o estancadas que pueden acumularse en nuestro campo áurico y sistema energético. Estas energías pueden provenir de nuestras interacciones diarias, emociones negativas no procesadas o influencias externas.

La purificación puede realizarse a través de diversas prácticas, como el uso de cristales, baños con sales minerales o la quema de hierbas como el incienso o la salvia. Además, la visualización es una herramienta poderosa: imaginar una cascada de luz blanca que fluye a través de nuestro cuerpo, limpiando y renovando cada célula y cada fibra de nuestro ser, es una técnica simple pero profundamente efectiva.

El papel de la intención y la devoción

En la sanación arcturiana, la intención no es solo un pensamiento o deseo, sino una vibración activa que moldea la energía y la dirige hacia un propósito. Antes de cualquier práctica, es fundamental declarar la intención con claridad, ya sea en silencio o en voz alta. Por ejemplo, una afirmación común podría ser: "Me abro a recibir las energías de sanación arcturiana con amor y gratitud, para mi mayor bien y el bien de todos los seres".

Junto con la intención, la devoción a la práctica es lo que crea un canal energético estable y receptivo. No se trata de devoción en un sentido religioso, sino de un compromiso sincero y constante hacia el desarrollo personal y la conexión con las energías superiores.

El estado mental adecuado

El estado mental juega un papel crucial en la preparación espiritual. Cultivar una mente calmada, receptiva y libre de juicios crea el espacio ideal para que las frecuencias arcturianas se integren plenamente. Si bien la mente humana tiende a divagar y generar pensamientos intrusivos, la práctica regular de la meditación y la respiración consciente puede ayudarnos a redirigir nuestra atención hacia el momento presente.

Los Arcturianos nos enseñan que la confianza es una cualidad esencial durante este proceso. Confiar en nuestras capacidades, en la guía de estos seres y en el flujo natural de la energía nos permite soltar resistencias y abrirnos plenamente a la experiencia de la sanación.

Prácticas preliminares con frecuencias arcturianas

Para quienes comienzan a explorar las energías arcturianas, puede ser útil trabajar con frecuencias específicas antes de abordar prácticas avanzadas. Estas frecuencias, a menudo experimentadas como tonos o vibraciones sutiles, ayudan a sintonizar el sistema energético con las dimensiones superiores.

Una práctica inicial consiste en escuchar música de alta vibración o tonos binaurales diseñados para activar la conexión espiritual. Durante esta experiencia, el practicante puede visualizar un rayo de luz azul o violeta descendiendo desde el cosmos hacia su coronilla, llenando cada célula con energía renovadora.

Culminación de la preparación

La preparación espiritual no es un evento único, sino una práctica continua que fortalece nuestro sistema energético y nos alinea con nuestro propósito superior. Al adoptar estas prácticas con regularidad, creamos un terreno fértil para que las energías arcturianas puedan manifestarse en toda su magnitud.

Con el tiempo, este proceso no solo nos capacita para canalizar y recibir estas energías, sino que también transforma profundamente nuestra relación con nosotros mismos, con el universo y con el propósito de la sanación. Es desde este estado de alineación que estamos listos para explorar los aspectos más amplios y profundos del sistema holístico de sanación arcturiana.

En la vastedad del universo, donde cada átomo está intrínsecamente conectado con el siguiente, se despliega una verdad profunda: la existencia es una danza interdependiente entre lo físico, lo emocional, lo mental y lo espiritual. El sistema holístico de sanación arcturiana refleja esta verdad, ofreciendo una perspectiva que trasciende las limitaciones del pensamiento lineal. En lugar de ver al ser humano como un conjunto de partes separadas, este enfoque lo considera como un todo integrado, donde cada aspecto influye y es influido por los demás.

El sistema holístico no es una idea nueva, sino una reinterpretación vibracional elevada que los Arcturianos han desarrollado para alinearse con las necesidades evolutivas de la humanidad. En su núcleo, este sistema reconoce que la verdadera sanación no es simplemente la ausencia de enfermedad, sino el equilibrio dinámico que sostiene el bienestar en todos los niveles del ser.

La visión arcturiana de la interdependencia energética

Desde la perspectiva arcturiana, el universo es un campo unificado de energía, donde cada elemento forma parte de un entramado vibracional. El ser humano no es una excepción: nuestros cuerpos, emociones, pensamientos y espíritu son expresiones de una misma fuente energética. Esta visión implica que cualquier desequilibrio en un área afecta inevitablemente a las demás.

Por ejemplo, un trauma emocional no resuelto puede manifestarse como una dolencia física, mientras que los patrones mentales negativos pueden bloquear la conexión espiritual. De manera similar, el bienestar espiritual puede elevar la energía del cuerpo físico y fomentar emociones más equilibradas. El sistema holístico se basa en esta interconexión, abordando al individuo en su totalidad en lugar de centrarse en síntomas aislados.

Los pilares del sistema holístico arcturiano

El enfoque holístico arcturiano descansa sobre cuatro pilares principales, cada uno representando un aspecto esencial del ser humano:

1. Cuerpo físico: Es el vehículo tangible que nos permite interactuar con el mundo material. Los Arcturianos enseñan que el cuerpo físico debe ser nutrido y respetado como un templo sagrado. Las prácticas de sanación incluyen no solo la armonización energética, sino también el cuidado consciente del cuerpo a través de la nutrición, el descanso y la actividad física equilibrada.
2. Emociones: Las emociones son energía en movimiento, y su flujo libre es vital para el bienestar. Las energías arcturianas se emplean para liberar bloqueos emocionales,

transmutar patrones de miedo y dolor, y cultivar estados de amor, gratitud y compasión.
3. Mente: La mente es una herramienta poderosa, capaz de crear realidades tanto positivas como limitantes. El sistema holístico arcturiano enseña prácticas para reprogramar pensamientos negativos y elevar la frecuencia mental, lo que facilita una percepción más clara y expansiva.
4. Espíritu: Este es el núcleo del ser, la chispa divina que conecta al individuo con la fuente universal. La sanación arcturiana refuerza esta conexión, ayudando a las personas a recordar su esencia divina y su propósito más elevado.

La integración de los niveles del ser

El sistema holístico arcturiano no aborda estos niveles de manera aislada. En cambio, busca integrarlos en un flujo armónico. Por ejemplo, una práctica puede comenzar con la relajación del cuerpo físico a través de la respiración consciente, seguir con la liberación de emociones atrapadas mediante visualizaciones y culminar con una conexión profunda con la energía espiritual. Este enfoque multidimensional asegura que la sanación sea completa y duradera.

Herramientas del sistema holístico arcturiano

Los Arcturianos han desarrollado un conjunto único de herramientas y técnicas que amplifican la efectividad del sistema holístico. Estas herramientas no son externas, sino vibracionales, diseñadas para interactuar directamente con los campos energéticos humanos.

- Frecuencias elevadas: Las frecuencias arcturianas son energías sutiles que vibran en resonancia con las dimensiones superiores. A través de estas frecuencias, es posible limpiar, equilibrar y fortalecer el campo energético, permitiendo que la energía vital fluya sin obstrucciones.
- Geometría sagrada: Los patrones geométricos tienen la capacidad de influir en la energía de maneras específicas. Los Arcturianos utilizan formas como la estrella

tetraédrica, la espiral áurea y el cubo de Metatrón para restaurar la armonía y amplificar la conexión espiritual.
- Intención consciente: La intención es una fuerza creativa que dirige la energía hacia un propósito específico. En el sistema holístico arcturiano, la intención se utiliza para programar las frecuencias y geometrías sagradas, potenciando su impacto.
- Visualización guiada: Esta técnica ayuda a la mente a concentrarse y a crear un entorno interno propicio para la sanación. Las visualizaciones pueden incluir la percepción de luz purificadora, la expansión del aura o la conexión con guías espirituales.

La sanación como un proceso de co-creación

El sistema holístico arcturiano enseña que la sanación no es algo que se impone desde el exterior, sino un proceso de co-creación entre el practicante y el receptor. Los Arcturianos, en su papel de guías, facilitan el acceso a las energías superiores, pero el receptor es el agente activo que integra y utiliza estas energías para su transformación.

Este enfoque fomenta la responsabilidad personal, alentando a cada individuo a asumir un papel activo en su bienestar. Al reconocer y trabajar con los desequilibrios internos, el receptor no solo experimenta sanación, sino que también desarrolla una mayor conciencia de sí mismo y de su capacidad para mantener el equilibrio.

Aplicaciones prácticas del sistema holístico

El sistema holístico arcturiano tiene aplicaciones amplias que van desde la autosanación hasta el trabajo con otros. Algunas de las prácticas incluyen:
- Armonización de los chakras: Utilizando frecuencias y visualizaciones para equilibrar los centros energéticos.
- Liberación emocional: Trabajar con frecuencias específicas para disolver bloqueos emocionales y promover la claridad interna.
- Meditación guiada: Diseñada para alinear el cuerpo, la mente y el espíritu con las energías superiores.

- Sanación a distancia: Aplicación de técnicas arcturianas para ayudar a otros, independientemente de su ubicación física.

El impacto profundo del sistema holístico

A medida que el sistema holístico arcturiano se integra en la vida diaria, no solo transforma al individuo, sino que también impacta positivamente a su entorno. La sanación personal crea ondas que se extienden hacia los demás, contribuyendo al equilibrio colectivo y planetario.

Los Arcturianos nos recuerdan que este sistema no es un fin en sí mismo, sino un camino hacia la reconexión con nuestra esencia divina. Al aplicar sus principios, no solo sanamos nuestras heridas, sino que también despertamos a nuestra capacidad innata para vivir en equilibrio y plenitud.

Este es el poder del sistema holístico: una herramienta para la transformación personal que resuena con las vibraciones más elevadas del universo, guiándonos hacia una existencia armoniosa y plena en todos los niveles del ser.

Capítulo 4
Frecuencias y Poder Creador

En el corazón de la sanación arcturiana reside un principio fundamental: todo en el universo vibra. Desde la partícula más diminuta hasta las galaxias más vastas, cada aspecto de la existencia está en constante movimiento, emitiendo y resonando con frecuencias específicas. Estas vibraciones no solo determinan la naturaleza de la materia, sino que también influyen en nuestra experiencia física, emocional, mental y espiritual.

Las frecuencias arcturianas son vibraciones únicas provenientes de dimensiones superiores, diseñadas para interactuar con los sistemas energéticos humanos y facilitar la sanación, el equilibrio y la transformación. Estas frecuencias, canalizadas por los Arcturianos, actúan como un puente entre lo terrenal y lo cósmico, ayudándonos a acceder a estados más elevados de conciencia y a liberar bloqueos profundos que limitan nuestra evolución.

La naturaleza de las frecuencias arcturianas

A diferencia de las frecuencias que percibimos con nuestros sentidos físicos, como el sonido o la luz visible, las frecuencias arcturianas operan en niveles vibracionales más sutiles. Estas energías no están restringidas por las limitaciones del tiempo y el espacio, lo que les permite interactuar directamente con nuestra anatomía energética, incluso a grandes distancias.

Cada frecuencia arcturiana lleva una intención específica y está diseñada para abordar aspectos particulares del ser. Algunas están enfocadas en la limpieza y liberación de bloqueos energéticos, mientras que otras promueven la elevación vibracional, la conexión espiritual o la sanación profunda de traumas emocionales y físicos.

El lenguaje vibracional del universo

Los Arcturianos enseñan que estas frecuencias son un lenguaje universal que trasciende las palabras y los conceptos. Este lenguaje vibracional se comunica directamente con nuestras células, tejidos y sistemas energéticos, llevando información que activa procesos de sanación y transformación.

Cuando trabajamos con estas frecuencias, estamos invitando a nuestro ser a realinearse con su estado natural de equilibrio. A medida que nuestras vibraciones internas se ajustan a las frecuencias arcturianas, se produce un fenómeno de resonancia que disuelve las energías discordantes y restaura la armonía.

Cómo percibimos las frecuencias arcturianas

Aunque estas frecuencias no siempre son audibles o visibles, muchas personas las experimentan de maneras sutiles pero significativas. Algunos describen sensaciones físicas, como un calor suave, un cosquilleo o una ligera presión en áreas específicas del cuerpo. Otros perciben colores, patrones geométricos o sonidos etéreos durante las prácticas de conexión.

Estas experiencias son el resultado de la interacción entre las frecuencias arcturianas y nuestros campos energéticos. Sin embargo, no es necesario "sentir" algo para beneficiarse de estas energías. Su impacto es profundo y se manifiesta en múltiples niveles, incluso si no somos conscientes de ello en el momento.

La canalización de frecuencias arcturianas

Los practicantes de sanación arcturiana actúan como canales para estas frecuencias, permitiendo que fluyan a través de ellos hacia los receptores. Este proceso no requiere esfuerzo, sino una apertura consciente y una intención clara de servir como puente energético.

La preparación para canalizar estas frecuencias implica prácticas como la meditación, la purificación energética y el establecimiento de una intención alineada con el bienestar del receptor. Una vez en este estado receptivo, el practicante simplemente se convierte en un vehículo para que las frecuencias arcturianas realicen su trabajo.

Aplicaciones de las frecuencias arcturianas

Las frecuencias arcturianas pueden emplearse en una amplia variedad de contextos y con diversos propósitos. Algunas de sus aplicaciones más comunes incluyen:

1. Limpieza energética: Estas frecuencias son particularmente efectivas para disolver energías densas y liberar bloqueos que obstruyen el flujo natural de la energía vital.
2. Equilibrio de los chakras: Las frecuencias específicas pueden sintonizar cada chakra, restaurando su vibración óptima y facilitando el flujo armonioso de energía a lo largo del cuerpo.
3. Sanación emocional: Muchas de estas vibraciones están diseñadas para abordar emociones atrapadas, como el miedo, la tristeza o la ira, ayudando a liberarlas y transmutarlas en estados más elevados de amor y paz.
4. Conexión espiritual: Al elevar la vibración general del receptor, estas frecuencias facilitan la apertura de los canales superiores de conciencia, fortaleciendo la conexión con el ser superior y las dimensiones espirituales.
5. Sanación física: Aunque trabajan principalmente en niveles energéticos, estas frecuencias pueden tener un impacto profundo en el cuerpo físico, acelerando la recuperación y promoviendo la regeneración celular.

Técnicas para trabajar con frecuencias arcturianas

El uso de estas frecuencias no está limitado a los practicantes avanzados; cualquier persona puede aprender a conectarse con ellas y beneficiarse de su poder transformador. A continuación, se describen algunas técnicas simples pero efectivas:

1. Meditación con frecuencias: Durante una meditación, el practicante puede visualizar un haz de luz vibrante descendiendo desde el cosmos, llevando las frecuencias

arcturianas hacia su cuerpo y llenándolo de energía renovadora.
2. Escucha de tonos o música vibracional: Muchos practicantes utilizan grabaciones que replican las frecuencias arcturianas para crear un entorno resonante. Estas grabaciones actúan como un portal hacia las dimensiones superiores, facilitando la conexión.
3. Imposición de manos: En esta práctica, el practicante coloca sus manos sobre el cuerpo del receptor, permitiendo que las frecuencias fluyan a través de él hacia el campo energético del receptor.
4. Uso de geometría sagrada: Las formas geométricas asociadas con las frecuencias arcturianas pueden visualizarse o representarse físicamente para amplificar la sanación.

El impacto profundo de las frecuencias

Trabajar con frecuencias arcturianas no solo transforma al individuo, sino que también tiene un efecto ripple en su entorno. Cuando una persona eleva su vibración, contribuye al equilibrio colectivo, irradiando energía armoniosa hacia quienes la rodean.

Este impacto no se limita al nivel humano; las frecuencias arcturianas también pueden emplearse para sanar espacios, armonizar relaciones y contribuir al bienestar planetario. Los Arcturianos consideran esta aplicación expansiva como un aspecto esencial de su misión, ayudando a la humanidad no solo a sanar, sino a evolucionar hacia un estado de unidad consciente.

Conclusión del flujo vibracional

Las frecuencias arcturianas son más que simples vibraciones; son la manifestación directa de una inteligencia cósmica que busca equilibrar y elevar a todos los seres. A medida que aprendemos a trabajar con estas energías, no solo transformamos nuestras vidas, sino que también nos alineamos con el propósito más elevado de nuestra existencia: ser co-creadores conscientes de un mundo más armonioso.

Desde este punto, el viaje hacia la maestría en la sanación arcturiana continúa, profundizando en la comprensión y aplicación de estas frecuencias para desbloquear el vasto potencial que reside dentro de cada ser.

En el entramado sutil del universo, donde cada pensamiento, emoción y acción tiene un eco, la intención se erige como una fuerza primordial. Más allá de lo visible, más allá de las palabras, la intención es el faro que guía la energía hacia su propósito. En el contexto de la sanación arcturiana, este principio adquiere una relevancia central, pues es la intención lo que dirige, enfoca y amplifica las frecuencias elevadas, transformándolas en herramientas de profunda sanación y transformación.

La intención es más que un simple deseo o pensamiento. Es una vibración activa, un impulso consciente que actúa como catalizador en el proceso de sanación. En el momento en que una intención clara se establece, el universo comienza a reconfigurarse para alinearse con esa directiva. Es como si cada célula, cada átomo, respondiera a esa señal vibracional, facilitando el flujo de energía hacia el objetivo deseado.

En la práctica arcturiana, la intención se convierte en la llave que abre la puerta a dimensiones superiores. Los Arcturianos, al trabajar con sus frecuencias elevadas, responden directamente a la claridad y pureza de las intenciones de quienes buscan conectarse con ellos. Sin una intención definida, la energía puede dispersarse, diluyendo su impacto. Pero con una intención enfocada, las frecuencias encuentran un canal claro para manifestarse, creando un puente vibracional entre el practicante y las dimensiones superiores.

Dirigir conscientemente la energía comienza con una comprensión profunda de lo que se desea lograr. Antes de iniciar cualquier práctica de sanación, es esencial tomarse un momento para reflexionar y conectar con el propósito detrás de la acción. No se trata simplemente de formular una frase, sino de sentirla, de imbuirla con emoción y convicción. Por ejemplo, una intención como "liberar bloqueos energéticos para promover la armonía en mi vida" debe resonar profundamente en el practicante, creando una conexión emocional que potencie su vibración.

La intención no solo establece el propósito, sino que también actúa como una guía para la energía. En lugar de fluir de manera aleatoria, la energía se alinea con la vibración de la intención, moviéndose hacia donde es más necesaria. Este principio es especialmente importante en la sanación arcturiana, donde las frecuencias elevadas pueden abordar múltiples niveles del ser. Una intención clara asegura que la energía se utilice de manera eficiente, maximizando su impacto en el receptor.

El enfoque y la presencia plena son esenciales para reforzar la intención. En un mundo lleno de distracciones, es fácil permitir que la mente divague, debilitando la claridad de la intención. Durante la práctica, el practicante debe estar completamente presente, evitando que los pensamientos intrusivos interfieran con el flujo de energía. Esta presencia no requiere perfección, pero sí un compromiso consciente de regresar al momento presente cada vez que la mente se desvía.

La intención no solo influye en la dirección de la energía, sino también en su calidad. Una intención basada en emociones elevadas como el amor, la compasión y la gratitud genera una vibración más alta, que a su vez amplifica el impacto de las frecuencias arcturianas. Por el contrario, una intención motivada por el miedo, la ira o el egoísmo puede crear una distorsión energética, limitando su efectividad. Por ello, los Arcturianos enfatizan la importancia de purificar el corazón y la mente antes de establecer cualquier intención.

La intención no es solo una herramienta para dirigir la energía hacia el receptor, sino también un medio para crear un espacio transformador. Al establecer una intención, el practicante declara su disposición a abrirse a la sanación, a confiar en el proceso y a permitir que las frecuencias arcturianas realicen su trabajo. Este acto de apertura y rendición es fundamental, pues elimina las barreras internas que podrían bloquear el flujo de energía.

La importancia de la intención también se extiende más allá del contexto de la sanación. En la vida cotidiana, cada pensamiento y acción está impregnado de una intención, consciente o inconsciente. Al volverse más consciente de estas intenciones, el individuo puede comenzar a moldear su realidad de manera más alineada con sus valores y propósitos. Los Arcturianos enseñan que la intención no es un evento aislado, sino un flujo continuo que informa cada aspecto de la existencia.

El impacto de la intención se magnifica cuando se combina con otras herramientas del sistema holístico arcturiano, como las visualizaciones, las frecuencias y la geometría sagrada. Por ejemplo, al trabajar con un patrón geométrico, la intención puede programar la vibración de ese símbolo, dirigiéndolo hacia un propósito específico. Del mismo modo, al visualizar un rayo de luz que fluye hacia un área del cuerpo, la intención enfoca y amplifica la energía, acelerando el proceso de sanación.

Aunque la intención es una herramienta poderosa, requiere práctica y refinamiento. No siempre es fácil mantener una intención clara, especialmente cuando la mente está llena de distracciones o emociones conflictivas. Sin embargo, con paciencia y dedicación, el practicante puede desarrollar la capacidad de establecer intenciones cada vez más precisas y efectivas.

Los Arcturianos, como guías, están siempre dispuestos a apoyar este proceso. Al trabajar con ellos, se puede pedir orientación para clarificar las intenciones y asegurarse de que estén alineadas con el mayor bien. Esta colaboración no solo fortalece la conexión con las frecuencias arcturianas, sino que también fomenta un sentido de confianza y empoderamiento en el practicante.

Al final, la intención es más que una técnica; es una expresión de la esencia misma del ser. Es la chispa que enciende el proceso de sanación, la fuerza que transforma la energía y el hilo que conecta al individuo con el universo. Al dominar la intención, el practicante no solo se convierte en un canal para las frecuencias arcturianas, sino en un co-creador consciente de su propia realidad, capaz de manifestar armonía, equilibrio y sanación en todos los niveles de su existencia.

Capítulo 5
Conexión y Herramientas Sagradas

El universo está tejido por un vasto entramado de energías, y dentro de este flujo infinito, los seres humanos poseen la capacidad innata de establecer conexiones profundas con frecuencias superiores. Las energías arcturianas, con su vibración elevada y transformadora, están siempre presentes, esperando que el buscador consciente extienda su intención y se alinee con ellas. Las técnicas de conexión son puentes que nos permiten abrirnos a estas energías, canalizarlas y aprovechar su poder sanador.

La conexión con las frecuencias arcturianas no requiere habilidades extraordinarias ni dotes místicas inalcanzables. Es un acto de alineación y apertura que combina intención, enfoque y prácticas específicas. A través de estas técnicas, cualquier persona puede experimentar el flujo de estas energías, ya sea para su sanación personal o para facilitar la sanación en otros.

El primer paso hacia esta conexión es establecer un espacio de receptividad. Este espacio no solo se refiere al entorno físico, sino también al estado interno del practicante. Crear un ambiente tranquilo y libre de distracciones ayuda a que la mente y el cuerpo entren en un estado de relajación, propicio para la conexión energética. Un lugar dedicado exclusivamente a estas prácticas, decorado con elementos simbólicos como cristales, velas o geometría sagrada, puede amplificar la intención y fomentar un sentido de sacralidad.

La respiración consciente es una herramienta esencial en estas prácticas. A través de la respiración, no solo calmamos la mente, sino que también activamos el flujo de energía en nuestro cuerpo. Una técnica efectiva consiste en inhalar profundamente, imaginando que se absorbe luz pura desde el cosmos, y exhalar visualizando que se libera cualquier tensión o bloqueo. Este ritmo constante de respiración crea un puente vibracional que conecta el cuerpo físico con las dimensiones superiores.

Una de las técnicas fundamentales para conectarse con las energías arcturianas es la visualización guiada. En este proceso, el practicante utiliza su mente para imaginar un flujo de energía que lo envuelve y penetra. Un ejercicio común consiste en visualizar un rayo de luz azul o violeta descendiendo desde las estrellas hacia la coronilla, entrando al cuerpo y llenándolo de una sensación de paz y renovación. Esta luz no es meramente imaginada; es una representación vibracional de las frecuencias arcturianas, que responden directamente a la intención del practicante.

La meditación es otra práctica esencial para establecer y profundizar esta conexión. Durante la meditación, el practicante busca silenciar los pensamientos superficiales y abrirse a la energía universal. Un método efectivo es sentarse en una postura cómoda, con la espalda recta, y concentrarse en el flujo de la respiración. A medida que la mente se calma, se puede enfocar en un mantra o afirmación, como "Estoy abierto a las frecuencias de sanación arcturiana", repitiéndolo con cada respiración.

La repetición del mantra, combinada con la intención clara, crea un campo vibracional que resuena con las frecuencias arcturianas, facilitando su acceso. Este enfoque no solo promueve la conexión, sino que también fortalece la confianza del practicante en su capacidad para canalizar estas energías.

Otra técnica poderosa es el uso del sonido como herramienta de conexión. Los Arcturianos, al trabajar con frecuencias específicas, reconocen el poder del sonido para alterar estados de conciencia y abrir portales hacia dimensiones superiores. Escuchar tonos binaurales, música vibracional o sonidos creados con instrumentos como cuencos tibetanos o diapasones puede amplificar la capacidad del practicante para sintonizarse con las energías arcturianas.

El cuerpo también juega un papel crucial en estas prácticas. Movimientos suaves y conscientes, como los que se encuentran en disciplinas como el yoga o el tai chi, pueden ayudar a abrir los canales energéticos y preparar el sistema para recibir frecuencias elevadas. Estos movimientos, combinados con la respiración y la visualización, fomentan un estado de alineación total.

A medida que el practicante se familiariza con estas técnicas, puede comenzar a experimentar sensaciones sutiles que indican una conexión exitosa. Estas sensaciones pueden incluir un calor suave en ciertas áreas del cuerpo, una vibración interna o una sensación de expansión y ligereza. Aunque estas experiencias varían de persona a persona, todas ellas reflejan la interacción entre el sistema energético humano y las frecuencias arcturianas.

Para quienes buscan profundizar aún más en la conexión, trabajar con cristales específicos puede ser de gran ayuda. Cristales como el cuarzo, la amatista o la selenita tienen propiedades vibracionales que resuenan con las energías arcturianas. Colocar estos cristales cerca del cuerpo, sostenerlos en las manos durante una meditación o utilizarlos en patrones de geometría sagrada amplifica el campo energético y facilita la sintonización con estas frecuencias.

El tiempo y la paciencia son elementos esenciales en el desarrollo de estas prácticas. La conexión con las frecuencias arcturianas no siempre ocurre de manera inmediata o espectacular. A menudo, es un proceso gradual que requiere consistencia y dedicación. Cada sesión de práctica refuerza la capacidad del practicante para abrirse y recibir estas energías, llevando a experiencias cada vez más profundas.

Los Arcturianos, en su sabiduría y compasión, enfatizan que la conexión no es un privilegio reservado para unos pocos. Está disponible para todos aquellos que estén dispuestos a explorar su potencial energético y abrirse a la transformación. A través de la práctica regular y la intención consciente, cualquier persona puede convertirse en un canal para estas frecuencias, experimentando no solo su poder sanador, sino también una conexión profunda con las dimensiones superiores del universo.

La conexión con las energías arcturianas es un viaje hacia la integración y la expansión. Al aprender estas técnicas y aplicarlas en la vida cotidiana, el practicante no solo desarrolla su capacidad para canalizar energías, sino que también transforma su relación con el universo y consigo mismo. La apertura a estas frecuencias es el comienzo de un camino de descubrimiento y sanación que continúa revelando nuevas posibilidades con cada paso.

El acceso a las frecuencias arcturianas y el despliegue de su poder transformador se ven potenciados por un conjunto de herramientas y recursos que actúan como catalizadores y amplificadores de las prácticas de sanación. Estas herramientas, aunque en apariencia simples, están imbuidas de un profundo significado energético, capaces de resonar con las dimensiones superiores y de crear un puente entre lo tangible y lo sutil. Cada una de ellas está diseñada para facilitar la conexión, la canalización y la integración de las energías arcturianas, permitiendo que el practicante profundice en su experiencia y optimice su trabajo sanador.

La geometría sagrada es una de las herramientas más fundamentales dentro del sistema arcturiano. Estas formas, como el cubo de Metatrón, la flor de la vida y el merkaba, no son simples figuras, sino representaciones vibracionales de patrones universales que sostienen la creación. Al trabajar con estas geometrías, ya sea a través de meditaciones, visualizaciones o representaciones físicas, el practicante puede alinear su energía con los principios armónicos del cosmos. Estas formas actúan como portales hacia dimensiones superiores, canalizando frecuencias que limpian, equilibran y fortalecen el campo energético humano.

Los cristales son otro recurso poderoso en la sanación arcturiana. Cada cristal tiene una frecuencia única que interactúa con el sistema energético del usuario, amplificando y modulando las energías que fluyen a través de él. Cristales como el cuarzo transparente, que actúa como un amplificador universal, o la amatista, conocida por sus propiedades de purificación y conexión espiritual, son especialmente útiles en estas prácticas. Al colocar cristales sobre los chakras, sostenerlos en las manos durante la meditación o utilizarlos en patrones geométricos, el practicante puede intensificar su conexión con las frecuencias arcturianas y potenciar su efecto sanador.

El sonido y la vibración son herramientas esenciales para acceder y trabajar con las frecuencias arcturianas. Los tonos específicos, las frecuencias binaurales y los instrumentos como los cuencos tibetanos y los gongs generan ondas sonoras que resuenan con el sistema energético, ayudando a liberar bloqueos y elevar la vibración. Los Arcturianos, conocidos por su afinidad con el sonido, a menudo transmiten frecuencias a través de tonos etéreos que los practicantes pueden percibir en estados meditativos. Escuchar música de alta vibración o cantar mantras específicos también puede facilitar la alineación con estas energías.

La luz y el color son otras herramientas fundamentales dentro de este sistema. Cada color tiene una frecuencia única que interactúa con el campo energético humano de manera específica. Por ejemplo, el azul, asociado con la tranquilidad y la comunicación, puede utilizarse para equilibrar el chakra de la garganta, mientras que el violeta, conectado con la transmutación y la espiritualidad, es ideal para trabajar con el chakra corona. Visualizar luces de colores específicos fluyendo hacia áreas del cuerpo, o utilizar lámparas y filtros de colores durante las prácticas, puede amplificar la conexión con las energías arcturianas.

El uso consciente de la intención también es una herramienta poderosa. La intención no requiere ningún objeto externo, pero su impacto es profundo y transformador. Al establecer una intención clara antes de cada práctica, el practicante dirige la energía hacia un propósito específico, optimizando su flujo y efectividad. Esta intención puede reforzarse utilizando afirmaciones, como: "Estoy abierto a recibir y canalizar las energías arcturianas para mi mayor bien y el bien de todos los seres". Estas afirmaciones actúan como anclas vibracionales que enfocan y alinean el sistema energético con el propósito deseado.

Las manos del practicante, como extensiones directas del sistema energético humano, son herramientas naturales de gran poder. La imposición de manos es una práctica ancestral que encuentra un lugar central en la sanación arcturiana. Al colocar las manos sobre o cerca del cuerpo del receptor, el practicante permite que las energías fluyan a través de él hacia el campo energético del receptor, facilitando la limpieza, el equilibrio y la regeneración.

El entorno en el que se realizan las prácticas de sanación también juega un papel importante. Un espacio sagrado, limpio y ordenado, puede amplificar la conexión con las frecuencias arcturianas. Elementos como velas, incienso, imágenes simbólicas y música ambiental ayudan a crear un ambiente propicio para la introspección y la receptividad. Dedicar un lugar específico para estas prácticas puede fortalecer la intención del practicante y establecer un campo energético estable que facilite la conexión.

El agua, como conductora de energía, es un recurso a menudo subestimado pero extremadamente útil en la sanación. Los Arcturianos enseñan que el agua puede programarse con intenciones específicas y frecuencias para amplificar su impacto en el cuerpo y el espíritu. Al sostener un recipiente con agua mientras se visualizan energías de sanación fluyendo hacia ella, el practicante puede crear una herramienta vibracional que, al beberse, trabaja directamente con el sistema energético interno.

La escritura y los símbolos también tienen un lugar dentro de las herramientas arcturianas. Los símbolos arcturianos, canalizados por practicantes experimentados, contienen patrones vibracionales que resuenan con frecuencias específicas. Dibujar estos símbolos, ya sea sobre papel o visualizándolos en el aire, puede servir para activar ciertos aspectos del sistema energético o para dirigir la energía hacia un propósito particular.

El tiempo y la paciencia son recursos fundamentales que a menudo se pasan por alto. La conexión con las energías arcturianas, aunque accesible, puede requerir tiempo para que el practicante desarrolle una sensibilidad más aguda y una mayor capacidad de canalización. Dedicar tiempo regularmente a las prácticas fortalece la conexión y permite una integración más profunda de las frecuencias en el sistema energético del practicante.

Estas herramientas y recursos no son fines en sí mismos, sino medios para facilitar la conexión, el enfoque y la amplificación de las energías arcturianas. No es necesario utilizarlas todas a la vez, ni tampoco depender exclusivamente de ellas. Lo más importante es que el practicante desarrolle una relación personal y consciente con cada herramienta, descubriendo cuáles resuenan más profundamente con su sistema energético y propósito.

A medida que el practicante se familiariza con estas herramientas, su capacidad para trabajar con las frecuencias arcturianas se expande, permitiéndole abordar desafíos más complejos y alcanzar niveles de sanación más profundos. Estas herramientas, combinadas con la intención clara y la dedicación constante, transforman la práctica de sanación en un arte vibracional que no solo beneficia al receptor, sino que también eleva al practicante hacia nuevas dimensiones de conciencia y maestría.

Capítulo 6
Conexión y Herramientas Sagradas

La sanación, en su esencia más pura, es un proceso natural y continuo que busca restaurar el equilibrio en todos los niveles del ser. Aunque a menudo se percibe como un acto complejo reservado para practicantes avanzados, los fundamentos de sanación son accesibles para todos. Los Arcturianos nos recuerdan que el poder de sanar está intrínsecamente ligado a nuestra conexión con la energía universal, una fuerza omnipresente que fluye a través de nosotros y a nuestro alrededor, esperando ser activada por una intención clara y consciente.

En el camino hacia la sanación, es esencial comprender que cada ser humano es un canal de energía. Este canal puede obstruirse por bloqueos emocionales, patrones mentales limitantes o estrés acumulado. Las prácticas simples de sanación buscan liberar estas obstrucciones y restaurar el flujo natural de la energía vital. El primer paso hacia este objetivo es reconocer la relación íntima entre el cuerpo físico y el sistema energético, comprendiendo que cualquier desequilibrio en uno afecta inevitablemente al otro.

Uno de los principios básicos de la sanación es el alineamiento energético. Este proceso implica equilibrar los centros y canales de energía del cuerpo, permitiendo que la fuerza vital fluya sin restricciones. Aunque el alineamiento puede parecer un concepto abstracto, se manifiesta en sensaciones físicas y emocionales concretas, como una mayor vitalidad, claridad mental y estabilidad emocional.

La respiración consciente es una herramienta fundamental para iniciar este proceso. Cada inhalación y exhalación actúan como vehículos para el flujo de energía, ayudando a liberar tensiones acumuladas y a establecer un estado de calma receptiva. Una técnica básica consiste en sentarse en una postura cómoda, cerrar los ojos y concentrarse en la respiración, inhalando profundamente por la nariz mientras se visualiza luz pura llenando el cuerpo, y exhalando por la boca mientras se libera cualquier sensación de pesadez o bloqueo. Este simple ejercicio puede realizarse en cualquier momento y lugar, proporcionando un anclaje inmediato al presente y un acceso renovado a la energía universal.

Además de la respiración, el uso de las manos como canales energéticos es una práctica central en los fundamentos de sanación. Las manos, al estar conectadas directamente con los centros energéticos del corazón y la mente, actúan como puentes entre el practicante y el receptor de energía. Una práctica común es la imposición de manos, donde el practicante coloca las palmas sobre o cerca del cuerpo del receptor, permitiendo que la energía fluya hacia las áreas que más lo necesitan.

La clave en esta técnica no reside en la fuerza o el esfuerzo, sino en la intención clara y en un estado de entrega. El practicante no "da" energía de su propio sistema, sino que actúa como un canal para las frecuencias universales. Antes de comenzar, es útil establecer una intención, como "Permito que la energía fluya libremente para el mayor bien". Esta afirmación sencilla crea un espacio energético abierto y receptivo, optimizando el impacto de la práctica.

La visualización también juega un papel importante en los fundamentos de sanación. A través de la mente, el practicante puede dirigir la energía hacia áreas específicas del cuerpo o del campo energético. Por ejemplo, al visualizar una luz dorada que fluye hacia el área del corazón, se puede liberar tensión emocional acumulada y restaurar la armonía en este centro vital.

Una técnica básica de visualización consiste en imaginar un rayo de luz descendiendo desde el cosmos, entrando por la coronilla y fluyendo hacia abajo, limpiando cada chakra y llenando el cuerpo con energía renovadora. Esta práctica no solo ayuda a liberar bloqueos, sino que también fortalece el campo energético del practicante, creando una barrera natural contra influencias externas negativas.

La repetición regular de estas prácticas básicas es esencial para construir una base sólida en la sanación. La constancia permite que el practicante desarrolle una mayor sensibilidad hacia las energías sutiles, aprendiendo a reconocer los cambios en su campo energético y en el de otros. Aunque los resultados pueden variar de un día a otro, cada sesión contribuye al desarrollo de una conexión más profunda con la energía universal.

Además de las prácticas individuales, el entorno juega un papel importante en el proceso de sanación. Un espacio limpio, ordenado y cargado de intenciones positivas puede amplificar la efectividad de las prácticas. Elementos como cristales, velas o música suave pueden ser utilizados para crear un ambiente propicio, pero lo más importante es la energía que el practicante trae al espacio.

El respeto por el proceso es otro aspecto clave de los fundamentos de sanación. La sanación no siempre es un evento inmediato; a menudo es un viaje gradual que requiere paciencia y autocompasión. Los Arcturianos enseñan que cada práctica, por pequeña que sea, contribuye al equilibrio general del sistema energético. Incluso los esfuerzos aparentemente insignificantes, como unos minutos de respiración consciente al día, pueden tener un impacto acumulativo significativo.

Es importante recordar que los fundamentos de sanación no son un fin en sí mismos, sino una preparación para prácticas más avanzadas. Estas técnicas básicas establecen un terreno fértil desde el cual el practicante puede explorar dimensiones más profundas de la sanación arcturiana. Al dominar estas herramientas simples, se desarrolla una confianza en la capacidad innata del ser humano para sanar, sentando las bases para trabajar con frecuencias más elevadas y complejas en el futuro.

La sanación es un proceso de transformación continua. Cada práctica, cada respiración y cada intención son pasos en un camino hacia la armonía y el bienestar integral. A través de estos fundamentos, el practicante no solo aprende a liberar bloqueos y a restaurar el equilibrio, sino también a reconocer su conexión con una fuerza universal mayor. En este reconocimiento, se encuentra el verdadero poder de la sanación: la capacidad de transformar no solo el cuerpo, sino también la mente, el espíritu y, en última instancia, la vida misma.

La respiración, una acción tan natural que a menudo pasa desapercibida, es en realidad una de las herramientas más poderosas en el arte de la sanación. En cada inhalación y exhalación reside un flujo de energía vital que conecta el cuerpo físico con las dimensiones espirituales. Los Arcturianos enseñan que la respiración no solo sustenta la vida física, sino que también actúa como un puente vibracional entre los distintos niveles del ser, permitiendo la armonización y la sanación a través del acceso consciente a su poder.

La respiración consciente eleva la vibración y estabiliza el sistema energético. Cuando se realiza de manera deliberada y rítmica, promueve la expansión de la energía vital, liberando bloqueos y facilitando el flujo de frecuencias superiores a través del cuerpo. Es la base sobre la que se construyen muchas de las prácticas de sanación arcturiana, ya que proporciona un anclaje sólido mientras permite la conexión con energías elevadas.

Una de las formas más simples pero efectivas de trabajar con la respiración es la técnica conocida como respiración profunda consciente. En esta práctica, el practicante inhala lenta y profundamente por la nariz, permitiendo que el aire llene completamente los pulmones, y luego exhala de manera controlada por la boca. Mientras lo hace, visualiza luz pura entrando con cada inhalación y cualquier tensión o energía estancada saliendo con cada exhalación. Este proceso no solo calma la mente, sino que también limpia el sistema energético, preparando al cuerpo para recibir frecuencias superiores.

Además de la respiración profunda, existe la técnica de la respiración cíclica, en la que el practicante mantiene un flujo constante sin pausas entre la inhalación y la exhalación. Esta técnica crea un estado de flujo energético que activa los centros sutiles y amplifica el acceso a las frecuencias arcturianas. Durante esta práctica, muchos sienten una ligera vibración en el cuerpo o una sensación de expansión, indicando que las energías están comenzando a fluir de manera más libre.

Otra práctica común es la respiración enfocada en los chakras. En esta técnica, el practicante dirige su atención a un chakra específico mientras respira, visualizando la energía fluyendo hacia ese centro y activándolo. Por ejemplo, al trabajar con el chakra del corazón, el practicante puede imaginar una luz verde o rosa que se expande con cada inhalación, llenando el área con amor y compasión, y limpiando cualquier bloqueo emocional con cada exhalación.

La respiración también puede ser utilizada para conectar con las frecuencias arcturianas de manera más directa. Una técnica avanzada consiste en visualizar un rayo de luz descendiendo desde las dimensiones superiores hacia la coronilla mientras se inhala, permitiendo que esta energía fluya a través del cuerpo con cada respiración. Este proceso puede intensificarse al incorporar sonidos vocales como el "om" o tonos específicos que resuenen con las frecuencias arcturianas, ayudando a sintonizar el sistema energético con estas vibraciones elevadas.

El ritmo y la cadencia de la respiración también tienen un impacto significativo en el estado vibracional del practicante. Respiraciones rápidas y superficiales tienden a contraer el sistema energético, mientras que respiraciones profundas y lentas lo expanden. Los Arcturianos enseñan que al ralentizar deliberadamente la respiración, el practicante no solo calma el cuerpo y la mente, sino que también sintoniza con el flujo natural de la energía universal, facilitando la conexión con las frecuencias superiores.

La práctica de retención de la respiración, conocida como *kumbhaka* en ciertas tradiciones, es otra técnica poderosa que puede ser adaptada al sistema de sanación arcturiano. En esta práctica, el practicante inhala profundamente, retiene el aire por unos segundos mientras visualiza la energía concentrándose en un área específica, y luego exhala de manera controlada. Este enfoque permite un trabajo más profundo con la energía, intensificando su efecto en el cuerpo físico y sutil.

La respiración no solo facilita la conexión con energías superiores, sino que también actúa como un regulador del sistema nervioso y un estabilizador emocional. Durante momentos de estrés o desequilibrio, la práctica de respiración consciente puede ser utilizada para restablecer el equilibrio, calmando la mente y el corazón. Este efecto regulador es especialmente útil antes de realizar cualquier práctica de sanación, ya que asegura que el practicante esté en un estado óptimo de receptividad.

La importancia de la respiración se extiende más allá de las prácticas individuales. En sesiones de sanación con otros, el ritmo y la intención detrás de la respiración del practicante pueden influir en el campo energético del receptor. Por ejemplo, al sintonizar la respiración con la del receptor, el practicante crea un campo resonante que facilita la transferencia de energía y amplifica el impacto de la sanación.

Los Arcturianos también enfatizan el papel de la respiración en la integración de las energías superiores. A menudo, después de trabajar con frecuencias elevadas, el sistema energético necesita tiempo para asimilar y equilibrar estas nuevas vibraciones. Durante este proceso, la respiración consciente actúa como un ancla, ayudando a estabilizar la energía y a evitar posibles síntomas de sobrecarga, como mareos o fatiga.

En la vida cotidiana, la respiración puede ser una herramienta constante para mantener el equilibrio y la conexión espiritual. A través de momentos breves pero intencionales de respiración consciente, el practicante puede volver a centrarse, liberar tensiones acumuladas y renovar su flujo de energía. Estas pausas regulares no solo promueven el bienestar, sino que también fortalecen la capacidad del practicante para trabajar con energías más avanzadas en el futuro.

La respiración es, en última instancia, mucho más que un acto fisiológico. Es una expresión del flujo universal que conecta a todos los seres con la fuente de la vida. Al aprender a utilizarla de manera consciente, el practicante no solo transforma su experiencia de sanación, sino que también profundiza su conexión con las dimensiones superiores y con su propia esencia divina. Este simple pero poderoso recurso nos recuerda que la sanación no está en algo externo, sino en nuestra capacidad innata para trabajar con las herramientas que ya poseemos, y la respiración es, sin duda, una de las más esenciales y transformadoras.

Capítulo 7
Ética y Purificación Energética

La práctica de la sanación es un acto profundamente sagrado que requiere no solo habilidades y conocimientos, sino también un compromiso ético sólido. En el sistema holístico de sanación arcturiana, la ética no es un complemento, sino la base sobre la cual se construye toda práctica. Los Arcturianos, como guías de alta vibración, enfatizan que la energía que canalizamos y dirigimos debe ser utilizada con respeto, compasión y una intención alineada con el mayor bien de todos los seres involucrados.

La responsabilidad del practicante es uno de los pilares fundamentales en la ética de la sanación. Este compromiso implica un reconocimiento consciente de que el trabajo con energías sutiles tiene un impacto profundo en el sistema energético del receptor y, en algunos casos, en su vida en general. Por lo tanto, el practicante debe abordar cada sesión con una actitud de respeto y humildad, entendiendo que está facilitando un proceso que pertenece al receptor y no a él mismo.

El respeto por el libre albedrío es otro principio central. En la sanación arcturiana, no se trata de imponer energía o intentos de transformación sobre alguien sin su consentimiento. Incluso cuando el practicante percibe desequilibrios evidentes en el receptor, es fundamental recordar que cada ser tiene su propio camino y ritmo de evolución. Por esta razón, el permiso explícito es un requisito antes de comenzar cualquier práctica de sanación. Este consentimiento puede darse verbalmente o, en algunos casos, a través de una intención energética clara en situaciones como la sanación a distancia.

El practicante también debe ser consciente de las limitaciones de su rol. No es un salvador, ni un maestro que esté por encima del receptor, sino un facilitador que acompaña y apoya el proceso de sanación. Esta perspectiva evita la creación de dinámicas de poder desequilibradas, donde el receptor pueda volverse dependiente del practicante. En su lugar, se fomenta la autonomía del receptor, alentándolo a tomar un papel activo en su propio proceso de sanación.

La confidencialidad es otro aspecto esencial de la ética en la sanación. Durante una sesión, el receptor puede compartir información personal o experimentar emociones profundas. El practicante debe garantizar que este espacio sea seguro y que todo lo que ocurra durante la sesión permanezca en estricta confidencialidad. Este compromiso crea un entorno de confianza donde el receptor se siente libre para abrirse y participar plenamente en el proceso.

El uso ético de las energías arcturianas también implica actuar siempre con una intención pura y desinteresada. Las energías elevadas no deben utilizarse con fines egoístas, manipuladores o para obtener beneficios personales a expensas de otros. Los Arcturianos enseñan que cualquier intento de usar estas energías de manera no ética crea una distorsión en el campo energético del practicante, lo que puede generar bloqueos o desequilibrios en su propio sistema.

Además, el practicante debe evitar proyectar sus propias expectativas o juicios sobre el proceso de sanación. Cada receptor es único, y su experiencia de sanación será diferente. Algunos pueden experimentar cambios inmediatos y tangibles, mientras que otros pueden necesitar tiempo para integrar las energías y notar los efectos. El papel del practicante no es forzar un resultado, sino confiar en que las energías arcturianas trabajarán de acuerdo con lo que sea más adecuado para el receptor en ese momento.

La autorreflexión y el cuidado personal también son componentes importantes de la ética en la sanación. Antes de trabajar con otros, el practicante debe asegurarse de estar en un estado energético equilibrado y emocionalmente neutral. Si está lidiando con estrés, cansancio o emociones no resueltas, estas energías pueden interferir en la práctica e impactar negativamente tanto en él como en el receptor. Por esta razón, los Arcturianos recomiendan que el practicante mantenga una rutina regular de autosanación y prácticas de limpieza energética para mantenerse en un estado óptimo.

La educación continua es otro aspecto importante de la ética en la sanación. El practicante debe estar comprometido con su propio aprendizaje y evolución, buscando constantemente ampliar su comprensión y habilidades. Esto no solo incluye el estudio de nuevas técnicas y conceptos, sino también la disposición a recibir retroalimentación de los receptores y a reflexionar sobre su propia práctica.

La ética también se extiende a la interacción con otros practicantes y sistemas de sanación. El sistema holístico arcturiano no busca competir con otras prácticas, sino complementarlas y trabajar en conjunto para el mayor beneficio de todos. Por lo tanto, es fundamental que el practicante actúe con respeto hacia otras tradiciones y evite caer en actitudes exclusivistas o dogmáticas.

Finalmente, los Arcturianos enfatizan que la sanación es un acto de amor incondicional. Este amor no es una emoción superficial, sino una fuerza vibracional que sostiene y nutre todo el proceso. El practicante debe cultivar este amor en su corazón, permitiendo que sea la guía en todas sus interacciones y decisiones.

A medida que el practicante incorpora estos principios éticos en su trabajo, no solo eleva la calidad de sus prácticas de sanación, sino que también contribuye a crear un entorno vibracionalmente alineado con los valores más elevados del sistema arcturiano. La ética no es una serie de reglas impuestas, sino un reflejo de la intención pura y consciente que impulsa el proceso de sanación, guiando tanto al practicante como al receptor hacia una experiencia de transformación genuina y duradera.

El cuerpo energético humano, al igual que el cuerpo físico, puede acumular residuos que obstruyen su funcionamiento óptimo. Estas acumulaciones pueden surgir de emociones no procesadas, patrones mentales negativos, interacciones con otras personas o incluso de ambientes densos. La limpieza energética, por tanto, es una práctica fundamental en el sistema holístico de sanación arcturiana, ya que asegura que el flujo de energía vital sea libre y armonioso, permitiendo que las frecuencias superiores trabajen con mayor eficacia.

Los Arcturianos, maestros de la energía sutil, enfatizan que la limpieza energética no es un acto aislado, sino un proceso continuo que debe integrarse en la vida cotidiana. Al igual que el cuerpo físico necesita cuidado regular para mantenerse saludable, el campo energético requiere atención constante para garantizar su equilibrio y pureza.

El primer paso en la limpieza energética es el reconocimiento de la necesidad de hacerlo. Los signos de un campo energético cargado o bloqueado pueden incluir fatiga inexplicable, irritabilidad, falta de claridad mental, emociones densas recurrentes o una sensación general de pesadez. Estos síntomas no deben ignorarse, ya que actúan como indicadores de que el sistema energético está sobrecargado y necesita ser purificado.

Una de las técnicas más sencillas y efectivas para la limpieza energética es la visualización guiada. En esta práctica, el practicante utiliza su mente para imaginar un flujo de luz purificadora que atraviesa su cuerpo y su campo energético, eliminando cualquier energía estancada o densa. Por ejemplo, se puede visualizar una cascada de luz blanca descendiendo desde las dimensiones superiores, lavando el cuerpo desde la coronilla hasta los pies, y llevando consigo cualquier residuo energético hacia la Tierra para ser transmutado.

El uso del agua es otra herramienta poderosa en la limpieza energética. El agua, como conductora de energía, tiene la capacidad natural de absorber y transmutar energías densas. Una ducha consciente, acompañada de la intención de liberar todo lo que ya no sirve, puede ser una práctica diaria eficaz. Mientras el agua fluye sobre el cuerpo, el practicante puede visualizar que arrastra consigo todas las cargas energéticas acumuladas, dejándolo limpio y renovado.

Los cristales también desempeñan un papel importante en este proceso. Cristales como la amatista, el cuarzo transparente y la turmalina negra tienen propiedades específicas que ayudan a absorber, transmutar y proteger contra energías negativas. Colocar un cristal en el centro del pecho mientras se medita, o incluso llevarlo consigo durante el día, puede actuar como un escudo energético que previene la acumulación de residuos.

El sonido, otra herramienta vibracional fundamental, es altamente eficaz para la limpieza energética. Instrumentos como cuencos tibetanos, diapasones o campanas generan frecuencias que resuenan con el campo energético humano, ayudando a deshacer bloqueos y a restaurar la armonía. Incluso un simple aplauso en los rincones de un espacio puede romper la energía estancada y revitalizar el ambiente.

La conexión con la naturaleza es otro método poderoso para la limpieza energética. Pasar tiempo al aire libre, especialmente en contacto con elementos como el agua, la tierra o el viento, puede ayudar a liberar las cargas acumuladas y a recargar el sistema energético con la energía pura de la Tierra. Caminar descalzo sobre la hierba o la arena, abrazar un árbol o sentarse junto a un río son prácticas simples pero profundamente efectivas para restaurar el equilibrio.

En el contexto de la sanación arcturiana, las frecuencias superiores también son una herramienta clave para la limpieza energética. Estas frecuencias, canalizadas desde las dimensiones superiores, actúan como un disolvente que elimina energías densas y restablece el flujo natural en el sistema energético. Para trabajar con estas frecuencias, el practicante puede entrar en un estado meditativo y establecer la intención de recibir la energía purificadora de los Arcturianos, visualizando cómo estas frecuencias fluyen a través de su cuerpo y su campo energético.

La limpieza energética no se limita al individuo, sino que también puede aplicarse a espacios físicos. Los ambientes en los que vivimos y trabajamos acumulan la energía de quienes los habitan y de los eventos que ocurren en ellos. Una casa, oficina o habitación cargada puede influir negativamente en el estado energético de las personas que la frecuentan. Para limpiar un espacio, se pueden utilizar herramientas como la salvia, el palo santo o incluso velas, acompañado de la intención clara de liberar cualquier energía no deseada.

Otro aspecto esencial de la limpieza energética es la protección y el mantenimiento posterior. Una vez que se ha limpiado el sistema energético o un espacio, es importante establecer un escudo energético que evite la acumulación inmediata de nuevas energías densas. Esto puede lograrse visualizando una burbuja de luz protectora que rodea al cuerpo o al espacio, reforzada con la intención de mantener la pureza energética.

La constancia es clave en estas prácticas. La limpieza energética no debe considerarse como una acción reactiva ante desequilibrios, sino como una parte integral del cuidado personal. Al incluir estas prácticas en la rutina diaria o semanal, se crea un hábito que asegura un sistema energético fuerte y equilibrado, capaz de interactuar con frecuencias superiores de manera más fluida.

Finalmente, los Arcturianos nos recuerdan que la limpieza energética es una forma de autocuidado espiritual. No solo libera el peso acumulado, sino que también crea un espacio interno para que las energías superiores fluyan y trabajen de manera más efectiva. Al mantener nuestro campo energético limpio y en equilibrio, no solo promovemos nuestro bienestar, sino que también nos convertimos en canales más claros para la sanación de otros y para la conexión con las dimensiones superiores.

La limpieza energética, en su simplicidad, es una práctica profundamente transformadora que refuerza la conexión con nuestra esencia más pura y con el flujo inagotable de la energía universal. Con cada práctica, el sistema energético se fortalece y se alinea más profundamente con las vibraciones elevadas, abriendo el camino hacia una sanación integral y continua.

Capítulo 8
Chakras e Autosanación

Los chakras son los vórtices energéticos que conectan el cuerpo físico con el cuerpo energético, actuando como centros de intercambio entre la energía vital interna y externa. Estos puntos esenciales no solo regulan el flujo energético en nuestro sistema, sino que también influyen directamente en nuestra salud física, emocional, mental y espiritual. La armonización de los chakras es una práctica fundamental dentro del sistema de sanación arcturiana, diseñada para restablecer el equilibrio y promover la alineación con frecuencias superiores.

Cada chakra vibra en una frecuencia específica y está asociado con un color, elemento y función determinados. Cuando están en equilibrio, los chakras trabajan en conjunto como un sistema unificado, permitiendo que la energía fluya libremente por todo el cuerpo. Sin embargo, factores como el estrés, emociones no resueltas, traumas o desequilibrios externos pueden bloquear o desalinear estos centros, causando síntomas que van desde dolencias físicas hasta patrones de pensamiento limitantes.

La práctica de la armonización de los chakras busca restablecer este equilibrio, ayudando a cada centro energético a vibrar en su frecuencia óptima. Los Arcturianos, con su conocimiento profundo de la energía sutil, ofrecen frecuencias específicas y técnicas que pueden emplearse para este propósito, permitiendo una transformación profunda y duradera en el sistema energético.

El primer paso para la armonización es la sintonización consciente con los chakras. Esto comienza con la intención clara de equilibrar y revitalizar estos centros energéticos. Una práctica común consiste en sentarse en un lugar tranquilo, cerrar los ojos y dirigir la atención hacia cada chakra, comenzando desde la base de la columna hasta la coronilla. A medida que se centra la atención en cada chakra, se puede visualizar su color asociado, imaginándolo como una esfera de luz brillante que gira de manera uniforme.

En el caso del chakra raíz, por ejemplo, se puede visualizar una luz roja vibrante en la base de la columna, conectando profundamente con la energía de la Tierra. Este centro está relacionado con la seguridad, la estabilidad y la conexión con el plano físico. Al visualizar su luz intensificándose y girando suavemente, el practicante puede sentir una mayor sensación de enraizamiento y equilibrio.

El chakra sacro, situado justo debajo del ombligo, se asocia con el color naranja y regula las emociones, la creatividad y las relaciones interpersonales. Visualizar este centro irradiando una cálida luz naranja ayuda a liberar bloqueos emocionales y a restablecer la fluidez en estas áreas.

Cada chakra tiene su propio propósito y desafíos, y al dedicar tiempo a cada uno durante la práctica, el practicante puede restablecer el flujo energético completo. La combinación de visualización, respiración consciente e intención es una de las herramientas más efectivas para este trabajo.

Las frecuencias arcturianas son otro recurso esencial para la armonización de los chakras. Estas vibraciones elevadas pueden ser canalizadas directamente hacia los centros energéticos, promoviendo su equilibrio y sincronización. Para trabajar con estas frecuencias, el practicante puede entrar en un estado meditativo y visualizar un rayo de luz descendiendo desde las dimensiones superiores, tocando cada chakra y activándolo con su energía purificadora.

Además de la visualización y las frecuencias, el sonido es una herramienta poderosa para la armonización. Cada chakra responde a un tono específico, y cantar estos tonos o escuchar grabaciones que resuenen con ellos puede intensificar el proceso. Por ejemplo, el sonido "LAM" se asocia con el chakra raíz, mientras que "OM" está relacionado con el chakra corona. Al repetir estos sonidos mientras se enfoca en los chakras correspondientes, el practicante puede crear un campo vibracional que amplifica la alineación.

El uso de cristales es otra técnica común y efectiva. Cada cristal tiene una frecuencia específica que puede resonar con los chakras, ayudando a equilibrarlos y energizarlos. Por ejemplo, el cuarzo ahumado es ideal para trabajar con el chakra raíz, mientras que la amatista puede potenciar el chakra corona. Colocar estos cristales sobre los chakras durante la meditación puede intensificar la conexión y acelerar la armonización.

El movimiento físico también puede jugar un papel importante en la armonización de los chakras. Prácticas como el yoga, el tai chi o incluso movimientos conscientes diseñados para activar cada centro energético pueden ayudar a liberar bloqueos y a fomentar el flujo libre de energía. Movimientos suaves combinados con la respiración y la intención permiten que los chakras trabajen en armonía.

Además de las técnicas individuales, la conexión con la naturaleza es fundamental para este proceso. Pasar tiempo al aire libre, sintiendo el sol, la brisa o el contacto con la tierra, puede restaurar y revitalizar los chakras, especialmente los inferiores, que están más estrechamente relacionados con el plano físico.

A medida que el practicante avanza en su dominio de la armonización de los chakras, puede comenzar a notar cambios sutiles pero profundos en su bienestar general. Estos cambios pueden incluir una mayor claridad mental, emociones más equilibradas, una sensación de conexión espiritual más profunda y una mejor salud física. Este trabajo no solo beneficia al practicante, sino que también fortalece su capacidad para trabajar con otros como canal de sanación.

Los Arcturianos enseñan que la armonización de los chakras es un proceso continuo. Los desafíos diarios, las interacciones con otros y las influencias externas pueden desestabilizar temporalmente los chakras. Por lo tanto, mantener una práctica regular es esencial para asegurar un equilibrio duradero. Incluso unos pocos minutos al día dedicados a esta práctica pueden marcar una diferencia significativa en la calidad de vida del practicante.

La armonización de los chakras no es simplemente un ejercicio técnico, sino un acto de autoconexión y amor propio. Al dedicar tiempo y energía a este proceso, el practicante no solo restablece el equilibrio en su sistema energético, sino que también cultiva una relación más profunda con su propia esencia y con las dimensiones superiores que lo apoyan. Es una práctica transformadora que abre la puerta a niveles más elevados de bienestar, conciencia y conexión espiritual.

La autosanación es el núcleo de cualquier camino espiritual, un recordatorio de que la capacidad de sanar reside inherentemente en cada ser humano. En el sistema holístico de sanación arcturiana, esta práctica no solo representa una oportunidad para restablecer el equilibrio interno, sino también un medio para profundizar en la conexión con las frecuencias superiores. Los Arcturianos, con su infinita sabiduría, nos enseñan que sanar nuestro propio sistema energético es el primer paso hacia la sanación del mundo que nos rodea.

La autosanación comienza con la intención consciente de crear un espacio interno de armonía y renovación. Este acto de compromiso con uno mismo establece el fundamento vibracional para que las energías superiores trabajen de manera efectiva. Al enfocar la atención hacia el interior, el practicante no solo aborda bloqueos y desequilibrios existentes, sino que también fortalece su capacidad de mantener un estado energético equilibrado en medio de los desafíos cotidianos.

El primer paso en la práctica de la autosanación es crear un entorno propicio para el trabajo energético. Un lugar tranquilo, libre de distracciones y cargado de intención positiva, puede amplificar la receptividad del practicante. Elementos como cristales, velas, música de alta vibración o incluso imágenes simbólicas pueden utilizarse para establecer un ambiente que invite a la introspección y la sanación.

Una técnica fundamental en la autosanación es la imposición de manos, una práctica ancestral que utiliza las manos como conductoras naturales de energía. El practicante, sentado cómodamente, puede colocar sus manos sobre diferentes áreas de su cuerpo, comenzando desde la cabeza y descendiendo hacia los pies, mientras establece la intención de canalizar energía purificadora y sanadora hacia cada punto. Durante este proceso, es importante permitir que las manos se muevan intuitivamente, guiadas por la sensación energética en lugar de un patrón rígido.

La respiración consciente es otra herramienta poderosa en la autosanación. Cada inhalación se convierte en una invitación para que las frecuencias superiores ingresen al sistema energético, mientras que cada exhalación libera tensiones y bloqueos acumulados. Una práctica común consiste en visualizar un rayo de luz brillante descendiendo desde las dimensiones superiores con cada inhalación, llenando el cuerpo con energía renovadora, y con cada exhalación, visualizar cualquier energía densa saliendo del cuerpo como humo gris.

La meditación guiada es especialmente útil para quienes están comenzando su práctica de autosanación. Durante estas meditaciones, el practicante puede visualizar luz de colores específicos fluyendo hacia diferentes áreas del cuerpo, trabajando con la vibración asociada a cada chakra o punto energético. Por ejemplo, visualizar una luz verde en el área del corazón puede ayudar a liberar emociones atrapadas y a restaurar el flujo energético en este centro vital.

Los Arcturianos enseñan que la autosanación no se limita al cuerpo físico, sino que también abarca el campo energético. Una técnica eficaz para limpiar y fortalecer el aura es visualizar una burbuja de luz blanca brillante que rodea todo el cuerpo, actuando como un escudo protector. A medida que esta burbuja se expande, se lleva consigo cualquier energía densa o discordante, dejando el campo energético limpio y vibrante.

Otra herramienta valiosa en la autosanación es el uso de símbolos arcturianos. Estos patrones vibracionales, canalizados desde las dimensiones superiores, pueden dibujarse sobre el cuerpo energético utilizando las manos o visualizarse en áreas específicas que necesiten atención. Estos símbolos actúan como catalizadores que intensifican el flujo de energía, ayudando a desbloquear y realinear los canales energéticos.

El sonido también puede incorporarse a la práctica de autosanación. Tonos específicos, cantos armónicos o incluso la repetición de mantras vibran a través del sistema energético, ayudando a disolver bloqueos y a elevar la frecuencia general. Cantar sonidos asociados con los chakras, como "OM" para el chakra corona o "RAM" para el plexo solar, puede ser especialmente efectivo para restaurar el equilibrio.

La conexión con la naturaleza es otro aspecto esencial de la autosanación. Pasar tiempo al aire libre, sentir el suelo bajo los pies y respirar el aire fresco permite que el cuerpo energético se sincronice con las vibraciones naturales de la Tierra. Esta práctica, conocida como grounding, ayuda a liberar las cargas acumuladas y a recargar el sistema energético con energía pura y renovadora.

A medida que el practicante avanza en su camino de autosanación, es importante mantener una actitud de paciencia y autocompasión. Los bloqueos y desequilibrios pueden haberse acumulado durante años, y no siempre se liberan de inmediato. Cada práctica, incluso las más breves, contribuye al proceso general de sanación y fortalece la conexión del practicante con su capacidad innata para restablecer el equilibrio.

La autosanación también implica una disposición a enfrentar y trabajar con las emociones y patrones internos que contribuyen a los desequilibrios. En lugar de evitar estas experiencias, el practicante puede utilizar las técnicas de autosanación para explorar y transmutar estas energías, liberando el camino hacia un estado de mayor armonía.

Los Arcturianos enfatizan que la autosanación no es solo un acto de cuidado personal, sino también un medio para expandir la conciencia y elevar la vibración general. A medida que el practicante fortalece y equilibra su propio sistema energético, se convierte en un canal más claro para las frecuencias superiores, beneficiando no solo a sí mismo, sino también a quienes lo rodean.

La práctica regular de autosanación es una inversión en el bienestar integral y en la conexión con las dimensiones superiores. Al incorporar estas técnicas en la vida diaria, el practicante no solo promueve su propia transformación, sino que también desarrolla las habilidades necesarias para trabajar con otros en el camino de la sanación. En última instancia, la autosanación es un recordatorio de que la capacidad de sanar reside en el interior, siempre accesible para quienes estén dispuestos a conectarse con su esencia y con las energías universales.

Capítulo 9
Geometría Sagrada y Canalización

La geometría sagrada es el lenguaje universal del cosmos, una manifestación de patrones matemáticos y vibracionales que subyacen en toda la creación. Cada forma y estructura en el universo, desde la espiral de una galaxia hasta la configuración de una molécula, está influenciada por principios geométricos que contienen una energía única y poderosa. En el sistema de sanación arcturiano, la geometría sagrada actúa como una herramienta vibracional clave, permitiendo la alineación energética, la expansión de la conciencia y la amplificación de las frecuencias de sanación.

Los Arcturianos, maestros de las dimensiones superiores, trabajan con estos patrones para canalizar energías específicas hacia el sistema humano, ayudando a desbloquear, equilibrar y elevar el campo energético. Cada forma geométrica contiene un significado intrínseco y un propósito vibracional, funcionando como un puente entre lo físico y lo espiritual. Al trabajar con la geometría sagrada, el practicante se alinea con las leyes universales, creando un espacio para la sanación profunda y la transformación personal.

Uno de los patrones más reconocidos en la geometría sagrada es la Flor de la Vida, un símbolo compuesto de círculos entrelazados que representa la interconexión de toda la existencia. Este patrón es un mapa energético que refleja la estructura subyacente del universo. Al visualizar o meditar sobre la Flor de la Vida, el practicante puede acceder a frecuencias que equilibran el cuerpo, la mente y el espíritu, restaurando la armonía en todos los niveles del ser.

Otra forma clave en la geometría sagrada es el Merkaba, un símbolo tridimensional que combina dos tetraedros entrelazados, representando la unión de lo masculino y lo femenino, lo físico y lo espiritual. El Merkaba es conocido por su capacidad para activar el cuerpo de luz, un campo energético avanzado que permite la conexión con dimensiones superiores. Al trabajar con el Merkaba, el practicante puede potenciar la sanación y la protección energética, además de abrirse a niveles más profundos de conciencia.

El Cubo de Metatrón es otro patrón fundamental que contiene todas las formas geométricas básicas conocidas como los sólidos platónicos. Estas formas están asociadas con los elementos de la naturaleza y con la estructura de la realidad física. Al trabajar con el Cubo de Metatrón, el practicante puede alinear su energía con los principios del orden divino, promoviendo la estabilidad y la claridad en el sistema energético.

La aplicación de la geometría sagrada en la sanación arcturiana incluye una variedad de prácticas diseñadas para amplificar y dirigir las energías de sanación. Una de las técnicas más comunes es la visualización geométrica, en la que el practicante imagina un patrón específico envolviendo su cuerpo o una zona afectada. Por ejemplo, al visualizar la Flor de la Vida sobre el corazón, se puede equilibrar este centro energético y liberar emociones atrapadas.

Otra práctica poderosa es el uso de herramientas físicas basadas en la geometría sagrada, como cristales tallados en formas geométricas específicas, colgantes o mandalas. Estas herramientas actúan como anclas vibracionales, amplificando las intenciones y dirigiendo la energía hacia áreas específicas del cuerpo o del campo energético.

La meditación con geometría sagrada también es una técnica eficaz para activar y expandir el campo energético. Durante esta práctica, el practicante puede enfocarse en un patrón geométrico mientras respira profundamente, permitiendo que su mente se sintonice con las vibraciones inherentes de la forma.

Esto no solo facilita la alineación energética, sino que también eleva la frecuencia general del sistema.

El color, cuando se combina con la geometría sagrada, amplifica aún más su efecto. Cada forma geométrica puede ser visualizada en un color específico que resuene con su propósito vibracional. Por ejemplo, el Merkaba puede visualizarse en luz dorada para activar la conexión espiritual, mientras que el Cubo de Metatrón en azul puede usarse para promover la calma y la claridad.

En el contexto de la sanación arcturiana, los patrones geométricos pueden ser utilizados tanto en autosanación como en sanación para otros. En una sesión de sanación, el practicante puede visualizar un patrón geométrico sobre el receptor, canalizando frecuencias arcturianas a través de este diseño. Estas formas actúan como mapas energéticos que guían las frecuencias hacia las áreas del sistema que más las necesitan.

La geometría sagrada no solo es una herramienta de sanación, sino también un medio para expandir la conciencia. Al trabajar con estos patrones, el practicante accede a un conocimiento profundo sobre la naturaleza de la realidad y su propia conexión con el universo. Esta comprensión no solo transforma el sistema energético, sino también la percepción de uno mismo y del mundo, permitiendo una integración más completa de las dimensiones superiores en la vida cotidiana.

Los Arcturianos nos enseñan que la geometría sagrada es una llave vibracional que desbloquea puertas hacia estados elevados de ser. Al integrar estas prácticas en la sanación, el practicante no solo eleva su propio sistema energético, sino que también se convierte en un canal más claro y efectivo para las frecuencias superiores. La geometría sagrada, con su belleza y precisión inherente, nos recuerda que la sanación no es un evento aislado, sino una danza armoniosa entre el ser humano y el cosmos.

Trabajar con la geometría sagrada es una experiencia transformadora que abre nuevas posibilidades para la sanación y el crecimiento espiritual. Con cada práctica, el practicante no solo fortalece su conexión con las energías arcturianas, sino que también profundiza su entendimiento de las leyes universales que rigen la existencia. Esta integración de formas, frecuencias y conciencia nos guía hacia un estado de equilibrio, expansión y plenitud que trasciende los límites del plano físico.

La canalización arcturiana es un arte sagrado que permite al practicante actuar como un puente vibracional entre las dimensiones superiores y el plano terrestre. A través de este proceso, las frecuencias elevadas y la sabiduría de los Arcturianos fluyen hacia el canal, ofreciendo orientación, sanación y expansión de la conciencia. Este acto de conexión no es un don reservado para unos pocos, sino una habilidad latente en todos los seres humanos, que puede desarrollarse mediante prácticas conscientes y una intención clara.

La esencia de la canalización radica en la apertura y receptividad del practicante. Los Arcturianos, como seres de alta vibración, no interfieren con el libre albedrío humano, sino que esperan a ser invitados con respeto y claridad de propósito. El primer paso para canalizar sus energías y mensajes es establecer un espacio sagrado, libre de distracciones y lleno de intenciones puras. Este espacio puede ser físico, como un lugar tranquilo decorado con elementos simbólicos, o interno, mediante un estado de calma y concentración.

La preparación es clave para una canalización efectiva. Esto incluye prácticas como la meditación, la respiración consciente y la conexión a tierra, que ayudan a estabilizar el sistema energético del practicante y a abrir los canales sutiles de percepción. Una técnica básica consiste en sentarse cómodamente, cerrar los ojos y visualizar una luz brillante descendiendo desde el cosmos hacia la coronilla, expandiéndose a través del cuerpo y limpiando cualquier bloqueo o energía densa.

La intención es otro componente esencial del proceso. Antes de comenzar, el practicante debe declarar su intención de conectar con las energías arcturianas para el mayor bien. Esta intención actúa como una llave vibracional que alinea al practicante con las frecuencias superiores, estableciendo un puente seguro y claro para la canalización.

Una vez preparado, el practicante puede comenzar el proceso de sintonización. Esto implica abrirse a las frecuencias sutiles y permitir que fluyan sin resistencia. Es común sentir ligeras vibraciones en el cuerpo, una sensación de expansión o incluso una percepción de colores, formas o sonidos. Estas experiencias varían según la sensibilidad de cada persona, pero todas indican que el canal está comenzando a alinearse con las energías arcturianas.

La canalización puede manifestarse de diversas formas, dependiendo de las habilidades y preferencias del practicante. Algunos experimentan una comunicación directa en forma de palabras o ideas que fluyen a través de ellos, mientras que otros perciben imágenes, sensaciones o patrones energéticos. En cualquier caso, es importante mantener la mente abierta y no intentar controlar el proceso, permitiendo que las energías se expresen de manera natural.

La escritura automática es una técnica comúnmente utilizada en la canalización arcturiana. En esta práctica, el practicante sostiene un lápiz o bolígrafo sobre un papel, entrando en un estado meditativo mientras permite que las palabras fluyan sin interferencia consciente. Esta técnica puede generar mensajes claros y detallados, que a menudo contienen sabiduría profunda y soluciones prácticas para problemas específicos.

Otra forma de canalización es la transmisión energética, donde el practicante simplemente actúa como un conducto para las frecuencias arcturianas. Durante este proceso, las energías fluyen a través del practicante hacia el receptor, sin necesidad de palabras ni acciones específicas. Este método es especialmente útil en sesiones de sanación, donde las frecuencias arcturianas trabajan directamente en el sistema energético del receptor para liberar bloqueos, equilibrar chakras y promover el bienestar integral.

La confianza es crucial en la canalización. Es común que los practicantes principiantes cuestionen la validez de las percepciones o mensajes que reciben, temiendo que sean producto de su imaginación. Sin embargo, los Arcturianos enseñan que la confianza se construye a través de la práctica constante y la validación personal. Con el tiempo, el practicante desarrollará una sensibilidad más aguda y una certeza interna sobre la autenticidad de las conexiones.

La ética también desempeña un papel fundamental en la canalización. El practicante debe recordar que los mensajes y energías canalizados son un acto de servicio, no una herramienta para el control o la manipulación. Cualquier información recibida debe manejarse con respeto y confidencialidad, y siempre se debe obtener el consentimiento del receptor antes de canalizar para otra persona.

Los Arcturianos nos recuerdan que la canalización no se limita a momentos específicos, sino que puede integrarse en la vida cotidiana. Al establecer una conexión constante con estas energías superiores, el practicante puede recibir orientación intuitiva en situaciones diarias, desde decisiones personales hasta interacciones con otros. Este flujo continuo de comunicación no solo fortalece la conexión con los Arcturianos, sino que también eleva la frecuencia general del practicante.

A medida que el practicante avanza en su camino de canalización, puede comenzar a explorar niveles más profundos de interacción con los Arcturianos. Esto incluye trabajar con símbolos específicos, recibir activaciones energéticas o incluso colaborar en proyectos de sanación para grupos o comunidades. Estas experiencias avanzadas no solo amplían las habilidades del practicante, sino que también contribuyen al equilibrio y la evolución del colectivo humano.

La canalización arcturiana es un proceso dinámico y transformador que conecta al practicante con una fuente inagotable de sabiduría, sanación y amor. Al dedicar tiempo y esfuerzo a desarrollar esta habilidad, el practicante no solo expande su propia conciencia, sino que también se convierte en un canal para las energías superiores que benefician a todos los seres. Este acto de conexión es una expresión de la unidad fundamental entre el individuo y el cosmos, recordándonos que somos tanto receptores como emisores de la energía universal.

A través de la práctica constante y la intención pura, la canalización arcturiana revela un mundo de posibilidades infinitas, donde la sanación, la transformación y la iluminación se vuelven accesibles para todos aquellos dispuestos a abrirse a esta experiencia.

Capítulo 10
Sanación y Protección Áurica

La sanación emocional es un componente esencial del sistema holístico de sanación arcturiana, ya que las emociones son una de las fuerzas energéticas más influyentes en el cuerpo humano. A menudo, los traumas, las experiencias dolorosas y las emociones no procesadas quedan atrapados en el sistema energético, creando bloqueos que afectan tanto al bienestar emocional como al físico y espiritual. Los Arcturianos enseñan que liberar y transmutar estas energías emocionales es fundamental para restaurar el equilibrio y avanzar en el camino de la evolución personal.

Las emociones no son meras reacciones a los estímulos externos; son energías dinámicas que fluyen a través del cuerpo y del campo energético. Cuando estas energías se expresan y procesan de manera saludable, contribuyen a un estado de equilibrio. Sin embargo, cuando son reprimidas, ignoradas o mal gestionadas, pueden estancarse, generando tensiones internas que eventualmente se manifiestan como enfermedad, estrés o patrones de comportamiento autolimitantes.

El primer paso hacia la sanación emocional es el reconocimiento consciente de las emociones que se encuentran atrapadas o bloqueadas. Este proceso requiere una actitud de autoobservación sin juicio, permitiendo que las emociones surjan y se expresen de manera segura. Los Arcturianos enseñan que esta aceptación es clave, ya que resistirse o negar las emociones solo fortalece su influencia negativa en el sistema energético.

Una técnica básica para trabajar con las emociones es la respiración consciente combinada con la visualización. Al identificar una emoción bloqueada, el practicante puede llevar su atención a la sensación física asociada con esa emoción, como una opresión en el pecho o una tensión en el abdomen. Mientras respira profundamente, puede visualizar que la energía de la emoción se disuelve en una luz brillante, liberando su carga y permitiendo que fluya nuevamente.

Otra herramienta poderosa en la sanación emocional es la escritura introspectiva. El acto de escribir permite al practicante explorar sus emociones desde un lugar de claridad y desapego. Al plasmar los pensamientos y sentimientos en papel, se crea un espacio seguro para procesarlos y comprenderlos. Esta práctica también puede incluir la quema ritual de las páginas escritas como un acto simbólico de liberación.

La conexión con las frecuencias arcturianas es especialmente efectiva en la sanación emocional. Estas energías elevadas trabajan directamente con el sistema energético, disolviendo los bloqueos emocionales y facilitando su transmutación en estados más elevados de amor, compasión y gratitud. Una técnica recomendada es sentarse en meditación, invocar las frecuencias arcturianas y visualizar un rayo de luz violeta entrando en el área del cuerpo donde se percibe la emoción atrapada. Esta luz actúa como un catalizador, limpiando y transformando la energía.

Los Arcturianos también enseñan el uso de afirmaciones como herramientas de reprogramación emocional. Declaraciones como "Acepto y libero todas las emociones atrapadas en mí" o "Estoy en paz con mi pasado y me abro a la sanación" pueden repetirse durante prácticas meditativas o como parte de la vida diaria. Estas afirmaciones no solo fortalecen la intención del practicante, sino que también reconfiguran las vibraciones emocionales hacia estados más armónicos.

El sonido es otra herramienta vibracional que puede emplearse en la sanación emocional. Tonos específicos, como el canto armónico o los sonidos de cuencos tibetanos, resuenan profundamente en el sistema energético, ayudando a liberar tensiones emocionales acumuladas. Por ejemplo, el sonido "AH", asociado con el chakra del corazón, puede cantarse mientras el practicante enfoca su intención en liberar el dolor emocional y abrirse al amor incondicional.

El trabajo con el cuerpo físico también juega un papel importante en la sanación emocional. Las emociones no procesadas a menudo se almacenan en el cuerpo como tensiones musculares o patrones posturales. Prácticas como el yoga, el tai chi o incluso el masaje pueden ayudar a liberar estas energías atrapadas, permitiendo que fluyan nuevamente a través del sistema.

Los cristales también son aliados valiosos en la sanación emocional. Piedras como la amatista, el cuarzo rosa y la obsidiana tienen propiedades específicas que pueden ayudar a liberar, calmar y transmutar las emociones densas. El cuarzo rosa, por ejemplo, es conocido por su capacidad para sanar el corazón y promover el amor propio. Colocar un cristal sobre el chakra del corazón mientras se medita puede intensificar la liberación y la armonización emocional.

En el contexto de la sanación emocional, la relación con uno mismo es fundamental. Los Arcturianos enseñan que el amor propio y la autocompasión son herramientas esenciales para liberar los traumas emocionales y evitar que se acumulen nuevas cargas. Cultivar una relación amorosa consigo mismo implica practicar el perdón, tanto hacia los demás como hacia uno mismo, y reconocer que el camino de la sanación es un proceso continuo.

Además de trabajar en el nivel personal, los Arcturianos enfatizan la importancia de las relaciones interpersonales en la sanación emocional. Muchas emociones atrapadas tienen su origen en interacciones o vínculos con otros. Restaurar la armonía en estas relaciones, ya sea a través del diálogo o mediante técnicas de liberación energética, como los cordones de conexión, es una parte crucial del proceso.

La sanación emocional no es solo una liberación de cargas pasadas, sino también una apertura hacia estados emocionales más elevados. A medida que se disuelven los bloqueos y se transmutan las emociones densas, el practicante experimenta una mayor capacidad para sentir amor, gratitud, alegría y compasión. Este estado elevado no solo beneficia al individuo, sino que también irradia hacia su entorno, contribuyendo al bienestar colectivo.

Los Arcturianos nos recuerdan que la sanación emocional es un acto de valentía y amor. Requiere enfrentarse a las partes más vulnerables de uno mismo, pero también ofrece la recompensa de una libertad y una paz interior profundas. Al liberar las emociones atrapadas y permitir que fluya la energía, el practicante no solo restaura el equilibrio en su sistema, sino que también crea un espacio para que las frecuencias superiores trabajen más plenamente en su vida.

La sanación emocional, en última instancia, es una invitación a regresar al núcleo de nuestra esencia, donde reside un amor incondicional que trasciende el tiempo y las heridas. Con cada práctica, el practicante se acerca más a este estado de plenitud, transformando las emociones no resueltas en el combustible para su evolución espiritual y su conexión con las dimensiones superiores.

El campo áurico es la primera línea de defensa energética del ser humano, una emanación vibratoria que rodea el cuerpo físico y refleja nuestro estado interno en múltiples niveles: físico, emocional, mental y espiritual. Este campo no solo protege contra influencias externas negativas, sino que también actúa como un puente entre el individuo y las energías universales. En el sistema de sanación arcturiana, fortalecer y mantener el campo áurico es esencial para garantizar un equilibrio energético sostenido y una conexión fluida con las frecuencias superiores.

El aura es dinámica y responde continuamente a nuestras emociones, pensamientos, experiencias y al entorno. Cuando estamos en un estado de bienestar, el campo áurico es fuerte, expansivo y vibrante. Sin embargo, el estrés, las emociones densas, los ambientes negativos o las conexiones energéticas poco saludables pueden debilitarlo, creando brechas que permiten la entrada de influencias externas que desestabilizan nuestro sistema.

El fortalecimiento del campo áurico comienza con la conciencia de su existencia y de su estado. Una práctica inicial consiste en sentarse en un lugar tranquilo y cerrar los ojos, llevando la atención al espacio que rodea el cuerpo. Con una respiración profunda y relajada, el practicante puede intentar percibir su aura, imaginándola como un huevo luminoso que lo envuelve completamente. Con el tiempo, esta práctica desarrolla una sensibilidad que permite detectar áreas débiles o inconsistencias en el campo energético.

Una de las técnicas más efectivas para fortalecer el campo áurico es la visualización. El practicante puede imaginarse rodeado por una burbuja de luz blanca brillante que emana desde su centro hacia el exterior. Esta burbuja actúa como un escudo protector, reparando cualquier grieta o debilidad en el aura y asegurando que las energías negativas no puedan penetrarla. Esta visualización puede repetirse diariamente, especialmente al comenzar el día o antes de entrar en entornos desafiantes.

Las frecuencias arcturianas también juegan un papel clave en el fortalecimiento del aura. Al canalizar estas energías superiores, el practicante puede limpiar y revitalizar su campo energético. Una práctica recomendada es visualizar un rayo de luz azul o dorada descendiendo desde las dimensiones superiores y expandiéndose por todo el campo áurico, llenándolo de una vibración elevada y armonizadora.

El uso de cristales es otra herramienta poderosa para este propósito. Piedras como la turmalina negra, la amatista y el cuarzo transparente tienen propiedades específicas que ayudan a proteger, limpiar y amplificar el campo áurico. Colocar estos cristales en el entorno personal, llevarlos como joyas o utilizarlos durante meditaciones puede intensificar su efecto. Por ejemplo, sostener un cristal mientras se visualiza la expansión del aura puede amplificar la intención y fortalecer el escudo energético.

El sonido es otra técnica vibracional eficaz. Instrumentos como cuencos tibetanos, diapasones o incluso la voz humana generan ondas sonoras que resuenan con el campo áurico, ayudando a equilibrarlo y fortalecerlo. Al escuchar o producir estos sonidos, el practicante puede visualizar cómo las vibraciones penetran en el aura, disolviendo bloqueos y creando una frecuencia estable y protectora.

La limpieza del aura también es un paso crucial en su fortalecimiento. Antes de reforzar el campo energético, es importante liberar cualquier energía densa o no deseada que pueda estar adherida a él. Técnicas como el uso de salvia o palo santo, baños con sales minerales o incluso el simple acto de sacudir suavemente las manos alrededor del cuerpo pueden ayudar a despejar el aura. Durante este proceso, la intención es clave; el practicante debe visualizar que cualquier energía discordante se disuelve y se aleja, dejando el campo limpio y vibrante.

La conexión con la naturaleza es otra práctica invaluable. Pasar tiempo al aire libre, especialmente en entornos naturales como bosques, ríos o playas, recarga el campo áurico con la energía pura de la Tierra. Caminar descalzo sobre el suelo, sentir el viento en la piel o sumergirse en agua natural ayuda a restablecer el equilibrio energético y a fortalecer el aura de manera natural.

El cuidado del cuerpo físico también influye directamente en el estado del campo áurico. Una dieta equilibrada, ejercicio regular y descanso adecuado son fundamentales para mantener una vibración alta en todos los niveles del ser. Los Arcturianos enfatizan que el cuerpo físico es un reflejo del campo energético, y cuidar de uno fortalece al otro.

Las relaciones interpersonales también afectan el estado del aura. Estar rodeado de personas cuyas vibraciones son bajas o cuyas intenciones no son claras puede debilitar el campo energético. Por esta razón, es importante establecer límites saludables y rodearse de relaciones que nutran y eleven la energía personal. Cuando se enfrentan situaciones inevitables con personas o entornos desafiantes, el practicante puede usar técnicas de protección, como la visualización de la burbuja de luz, para mantener su campo áurico intacto.

El fortalecimiento del campo áurico no solo tiene beneficios individuales, sino que también mejora la capacidad del practicante para interactuar con las frecuencias superiores. Un aura fuerte actúa como un canal claro para las energías arcturianas, permitiendo que fluyan libremente y trabajen de manera más efectiva en la sanación y la conexión espiritual.

Además, un campo áurico fortalecido no solo protege contra influencias negativas, sino que también amplifica la capacidad del practicante para irradiar energía positiva hacia su entorno. Esto crea un efecto de resonancia que beneficia no solo al individuo, sino también a quienes lo rodean, contribuyendo al equilibrio y la armonía colectiva.

Los Arcturianos enseñan que el fortalecimiento del campo áurico es un proceso continuo, no un evento único. Al integrar estas prácticas en la vida diaria, el practicante desarrolla una mayor resiliencia energética y una conexión más profunda con su esencia y con las dimensiones superiores. El aura se convierte en un reflejo vibrante de su estado interno y en una herramienta poderosa para navegar por el mundo con confianza, claridad y equilibrio.

A medida que el practicante fortalece su campo áurico, también se abre a nuevas posibilidades de sanación y transformación, creando una base sólida para el trabajo con energías más avanzadas y para la expansión de su conciencia hacia niveles superiores de existencia.

Capítulo 11
Sanación Mental y Energética

La mente, con su capacidad para moldear percepciones, pensamientos y emociones, es una de las herramientas más poderosas del ser humano. Sin embargo, también puede convertirse en un obstáculo cuando se ve atrapada en patrones negativos, creencias limitantes o hábitos reactivos. En el sistema holístico de sanación arcturiana, la sanación mental se centra en liberar estos patrones disfuncionales y cultivar una vibración mental elevada que fomente el bienestar, la claridad y la conexión con las dimensiones superiores.

El primer paso en la sanación mental es reconocer que los pensamientos no son meros procesos internos, sino expresiones de energía que afectan profundamente al cuerpo físico y al sistema energético. Los pensamientos negativos o repetitivos, como el miedo, la autocrítica o la duda, generan densidad en el campo energético, bloqueando el flujo natural de las frecuencias elevadas. Por el contrario, los pensamientos alineados con el amor, la gratitud y la aceptación amplifican la vibración general, creando un espacio interno propicio para la sanación y el equilibrio.

La autoobservación es una práctica clave en este proceso. Los Arcturianos enseñan que el primer paso para sanar la mente es desarrollar conciencia de los pensamientos que la ocupan. Esto no significa juzgarlos o resistirse a ellos, sino simplemente observarlos con curiosidad y desapego, como si fueran nubes que pasan por el cielo. Este acto de presencia crea una separación entre el yo consciente y los pensamientos, permitiendo al practicante elegir cuáles nutrir y cuáles liberar.

Una técnica fundamental para la sanación mental es la reprogramación de patrones negativos a través de afirmaciones positivas. Las afirmaciones, cuando se repiten con intención y convicción, actúan como semillas vibracionales que reconfiguran la energía mental. Por ejemplo, frases como "Estoy en paz conmigo mismo" o "Elijo pensamientos que nutren mi bienestar" pueden integrarse en prácticas diarias, como la meditación o la visualización, para reemplazar patrones mentales disfuncionales con otros más alineados con el bienestar.

La respiración consciente también es una herramienta poderosa para calmar la mente y disolver patrones mentales negativos. Durante momentos de agitación mental, el practicante puede enfocar su atención en la respiración, inhalando profundamente mientras imagina luz brillante entrando en su mente, y exhalando cualquier tensión o pensamiento discordante. Este simple ejercicio no solo relaja la mente, sino que también restablece el flujo energético, preparando al practicante para trabajar con frecuencias superiores.

El uso de las frecuencias arcturianas es otro recurso invaluable en la sanación mental. Estas energías, al vibrar en niveles elevados, tienen la capacidad de limpiar la densidad acumulada en el campo mental y de recalibrar su frecuencia. Una práctica recomendada es sentarse en un estado meditativo, invocar las energías arcturianas y visualizar un rayo de luz dorada descendiendo hacia la cabeza, penetrando en la mente y disolviendo cualquier patrón limitante.

Los sonidos y tonos específicos también son efectivos para trabajar con el campo mental. Los Arcturianos enseñan que ciertas frecuencias, como las emitidas por cuencos tibetanos o campanas, resuenan directamente con el sistema mental, ayudando a disolver la densidad y a restablecer la claridad. Escuchar estos sonidos o incluso cantarlos puede facilitar una reconfiguración vibracional en el campo mental.

Otra técnica útil es la escritura introspectiva. Escribir pensamientos y emociones en un diario permite al practicante externalizar lo que ocupa su mente, creando espacio para la reflexión y la liberación. Este proceso puede incluir ejercicios como listar creencias limitantes y luego escribir afirmaciones opuestas que promuevan una mentalidad más positiva y expansiva.

El movimiento físico, como el yoga o el tai chi, también beneficia a la mente al liberar tensiones acumuladas en el cuerpo que afectan el estado mental. Los movimientos suaves, combinados con la respiración consciente, ayudan a restablecer la conexión entre el cuerpo y la mente, permitiendo que ambos trabajen en armonía.

La conexión con la naturaleza es otra práctica esencial en la sanación mental. Pasar tiempo al aire libre, observar los ciclos naturales y conectar con los elementos de la Tierra ayuda a despejar la mente y a restaurar su equilibrio. Caminar en un bosque, sentir el agua de un río o simplemente observar el cielo puede proporcionar un alivio inmediato y una perspectiva más amplia frente a los desafíos mentales.

En la sanación mental, el perdón es un componente crucial. Los Arcturianos enseñan que muchas densidades mentales provienen de pensamientos y emociones no resueltas hacia uno mismo o hacia los demás. Practicar el perdón, ya sea a través de la visualización, afirmaciones o rituales simbólicos, libera esta carga energética y abre el camino hacia una mayor claridad y paz mental.

A medida que el practicante avanza en la sanación mental, comienza a experimentar cambios significativos en su percepción y en su interacción con el mundo. Los pensamientos se vuelven más claros, las emociones se estabilizan y surge una mayor capacidad para enfocarse en lo positivo y constructivo. Este estado elevado no solo beneficia al practicante, sino que también irradia hacia su entorno, creando un efecto de resonancia que eleva la vibración colectiva.

Los Arcturianos nos recuerdan que la sanación mental no es un destino, sino un viaje continuo de autodescubrimiento y transformación. Con cada práctica, el practicante no solo libera patrones limitantes, sino que también fortalece su conexión con las dimensiones superiores y con su propio potencial divino. La mente, cuando está en equilibrio, se convierte en una aliada poderosa para manifestar un estado de armonía y plenitud en todos los aspectos del ser.

La sanación mental es, en esencia, un acto de empoderamiento y amor propio. Al elegir conscientemente nutrir pensamientos que elevan y liberar los que restringen, el practicante no solo transforma su experiencia interna, sino que también abre la puerta a una vida más plena y alineada con las frecuencias superiores del universo. Este proceso de transformación es una invitación a abrazar la libertad mental y a vivir desde un lugar de claridad, propósito y paz.

La energía, en su esencia más pura, nunca está estática. Fluye, se transforma y se manifiesta de diversas maneras en el cuerpo, la mente y el espíritu. Cuando este movimiento se ve interrumpido, la energía se estanca, causando desequilibrios que afectan tanto al bienestar físico como al emocional y espiritual. En el sistema de sanación arcturiana, el uso consciente del movimiento y del sonido es clave para desbloquear y restaurar este flujo natural, permitiendo que la energía vital circule libremente y promueva la sanación integral.

El movimiento, ya sea físico o vibracional, actúa como un catalizador para liberar bloqueos energéticos y reactivar áreas del sistema que han quedado inactivas. Este principio se refleja en prácticas antiguas y contemporáneas como el yoga, el tai chi y la danza consciente, todas diseñadas para alinear el cuerpo físico con el flujo energético. Sin embargo, los Arcturianos ofrecen un enfoque vibracional único que combina movimientos sutiles con la intención y la conexión con las frecuencias superiores.

Una de las prácticas más simples y efectivas para movilizar la energía es el balanceo consciente del cuerpo. El practicante, de pie con los pies firmemente plantados en el suelo, puede balancearse suavemente hacia adelante y hacia atrás o de lado a lado, sintiendo cómo el movimiento activa el flujo de energía desde los pies hasta la coronilla. Este movimiento, acompañado de respiraciones profundas, permite liberar tensiones y estimular los canales energéticos principales.

El giro es otra técnica poderosa para desbloquear y movilizar la energía. Inspirado en los movimientos circulares de los derviches y en prácticas arcturianas, este ejercicio implica girar lentamente sobre el eje del cuerpo, con los brazos extendidos o las manos sobre los chakras específicos. A medida que el cuerpo gira, el practicante visualiza la energía fluyendo en espiral, limpiando y revitalizando el sistema.

La danza consciente, una expresión más libre del movimiento, también tiene un profundo impacto en la energía. En un espacio seguro, el practicante puede permitir que el cuerpo se mueva intuitivamente al ritmo de la música o incluso en silencio, dejando que la energía interna guíe cada movimiento. Este acto no solo libera bloqueos, sino que también conecta al practicante con su esencia más pura, creando un puente entre el cuerpo físico y las dimensiones superiores.

El sonido, como una forma vibracional de energía, complementa perfectamente el movimiento en el proceso de desbloqueo y sanación. Cada sonido genera una frecuencia que interactúa con el campo energético, ayudando a liberar densidades y a restablecer el flujo natural. Los Arcturianos enseñan que la voz humana es una de las herramientas más poderosas para este propósito, ya que cada tono emitido no solo afecta al sistema del practicante, sino también al espacio que lo rodea.

Una técnica común es el canto de tonos específicos asociados con los chakras. Por ejemplo, el sonido "LAM" resuena con el chakra raíz, mientras que "OM" se asocia con el chakra corona. Al cantar estos sonidos, el practicante puede dirigir su vibración hacia áreas específicas del cuerpo, ayudando a desbloquear y revitalizar el flujo energético.

El uso de instrumentos vibracionales como los cuencos tibetanos, los tambores chamánicos o las campanas también amplifica el efecto del sonido en la energía en movimiento. Estos instrumentos generan ondas que penetran profundamente en el sistema energético, rompiendo bloqueos y promoviendo la armonización. Por ejemplo, tocar un tambor con un ritmo constante mientras se camina en círculos puede sincronizar el cuerpo y el campo energético, creando un flujo armonioso.

La respiración rítmica es otra técnica que combina movimiento y sonido para desbloquear la energía. Inspirada en prácticas de sanación arcturianas, esta técnica implica inhalar profundamente mientras se levanta una parte del cuerpo, como los brazos, y exhalar mientras se deja caer o se baja. Este movimiento rítmico, acompañado de sonidos como un suspiro o un canto, estimula la circulación de la energía vital por todo el sistema.

Los Arcturianos también enfatizan la importancia de trabajar con el entorno para amplificar el movimiento de la energía. Espacios abiertos, como un campo o una playa, permiten que el cuerpo y el campo energético se expandan sin restricciones. En estos entornos, el practicante puede caminar descalzo, mover los brazos en amplios círculos o incluso saltar suavemente, sintiendo cómo la energía fluye a través de él y hacia la Tierra.

El agua es un elemento que naturalmente promueve el movimiento energético. Los Arcturianos recomiendan prácticas como caminar dentro de un río poco profundo, moverse suavemente en una piscina o incluso simplemente dejar que el cuerpo flote en el agua. Este contacto con el agua estimula el flujo energético mientras limpia y renueva el sistema.

El papel de la intención es fundamental en todas estas prácticas. Tanto el movimiento como el sonido se vuelven más efectivos cuando el practicante establece una intención clara, como liberar bloqueos, fortalecer el flujo energético o alinearse con las frecuencias superiores. La intención actúa como una guía vibracional que dirige la energía hacia el propósito deseado, amplificando el impacto de las técnicas.

A medida que el practicante integra el movimiento y el sonido en su vida diaria, comienza a experimentar una mayor fluidez y ligereza en su sistema energético. Los bloqueos que antes parecían inamovibles se disuelven, y el cuerpo, la mente y el espíritu se sienten más alineados y conectados. Esta fluidez no solo beneficia al individuo, sino que también eleva su capacidad para trabajar con otros y para canalizar energías superiores de manera efectiva.

Los Arcturianos nos enseñan que la energía en movimiento es la esencia de la vida misma. Al desbloquear el flujo energético, el practicante no solo restaura su equilibrio interno, sino que también se sintoniza con el ritmo natural del universo, abriendo un camino hacia una mayor armonía, expansión y plenitud. Estas prácticas, aunque simples en apariencia, tienen el poder de transformar profundamente al practicante, recordándole que la verdadera sanación proviene del interior, a través del flujo constante y libre de la energía vital.

Capítulo 12
Sanación Remota y Espacios Sagrados

La sanación a distancia es una manifestación clara del principio universal de que la energía no está limitada por el tiempo ni el espacio. En el sistema holístico de sanación arcturiana, esta práctica permite que las frecuencias elevadas sean canalizadas hacia otras personas, independientemente de su ubicación física, creando un puente vibracional que facilita la sanación y el equilibrio. Este método, profundamente respetado y utilizado por los Arcturianos, expande las posibilidades de la sanación, llevando apoyo y armonización a quienes no pueden estar presentes físicamente.

El fundamento de la sanación a distancia radica en la comprensión de que todo en el universo está interconectado a través de un campo energético unificado. Este campo, conocido en diversas tradiciones como la red cósmica o la matriz universal, permite que la energía fluya entre los seres sin restricciones de espacio. Los Arcturianos enseñan que al establecer una intención clara y enfocada, el practicante puede acceder a este campo y dirigir las frecuencias hacia el receptor con precisión y eficacia.

El primer paso en la práctica de sanación a distancia es la preparación del espacio energético del practicante. Este espacio debe ser tranquilo, libre de distracciones y cargado de una intención clara y positiva. Elementos como cristales, velas, música suave o símbolos sagrados pueden ayudar a elevar la vibración del entorno, creando un lugar propicio para la canalización de energías superiores.

La conexión a tierra es esencial antes de comenzar cualquier práctica de sanación a distancia. El practicante puede visualizar raíces energéticas que se extienden desde sus pies hacia el núcleo de la Tierra, asegurando un flujo equilibrado y estable de energía. Este anclaje no solo protege al practicante de posibles sobrecargas energéticas, sino que también refuerza su capacidad para actuar como un canal claro y efectivo.

Una vez que el espacio está preparado, el practicante establece la intención de conectarse con el receptor. Esta intención puede expresarse en silencio o en voz alta, formulando una afirmación como: "Me conecto con [nombre del receptor] para canalizar energía sanadora en alineación con su mayor bien". Esta declaración crea un puente vibracional que vincula al practicante con el campo energético del receptor.

La visualización es una herramienta poderosa en la sanación a distancia. El practicante puede imaginar al receptor como si estuviera frente a él, rodeado de una luz brillante que representa su campo energético. Mientras canaliza las frecuencias arcturianas, puede visualizar estas energías fluyendo desde sus manos o su corazón hacia el receptor, llenándolo de luz y restaurando el equilibrio en todas las áreas de su ser.

El uso de símbolos sagrados también puede amplificar la efectividad de la sanación a distancia. Los Arcturianos enseñan que ciertos patrones geométricos y símbolos actúan como portales energéticos que intensifican el flujo de energía. Dibujar o visualizar estos símbolos en el espacio energético del receptor puede ayudar a dirigir y enfocar las frecuencias hacia áreas específicas que necesitan atención.

Durante la práctica, el practicante puede sentir sensaciones sutiles que indican el intercambio energético, como calor en las manos, vibraciones suaves o imágenes intuitivas relacionadas con el receptor. Estas percepciones no son obligatorias, pero actúan como señales de que la conexión está activa y de que las energías están fluyendo.

El tiempo dedicado a la sanación a distancia varía según las necesidades del receptor y la intuición del practicante. Sin embargo, entre 10 y 20 minutos suelen ser suficientes para una sesión efectiva. Al concluir, es importante cerrar conscientemente la conexión energética. Esto puede hacerse agradeciendo al receptor y al universo por la oportunidad de canalizar las energías, y visualizando que el puente vibracional se disuelve suavemente.

La protección energética es crucial después de cada sesión. El practicante puede visualizar una burbuja de luz protectora que lo rodea, asegurándose de que cualquier energía residual no deseada sea transmutada o liberada. También es recomendable realizar una limpieza energética, como sacudir las manos o lavar las palmas con agua fría, para restablecer la neutralidad del campo energético del practicante.

Es importante recordar que la sanación a distancia debe realizarse siempre con el consentimiento del receptor. Aunque la intención detrás de la práctica sea positiva, respetar el libre albedrío del receptor es un principio ético fundamental en el sistema arcturiano. En casos en los que no sea posible obtener el consentimiento explícito, como con personas inconscientes o en situaciones de emergencia, se puede establecer la intención de que las energías se utilicen solo si el receptor está dispuesto a recibirlas.

La sanación a distancia no solo beneficia al receptor, sino también al practicante, fortaleciendo su capacidad para trabajar con energías superiores y profundizando su conexión con el campo unificado. Además, esta práctica permite que las frecuencias arcturianas lleguen a lugares y personas que de otro modo no podrían acceder a ellas, expandiendo su impacto transformador en el mundo.

Los Arcturianos nos enseñan que la sanación a distancia es un recordatorio de nuestra interconexión universal. A través de esta práctica, el practicante se convierte en un canal consciente de amor y equilibrio, llevando luz a quienes más lo necesitan, sin importar las barreras físicas. Este acto no solo transforma al receptor, sino que también eleva la vibración colectiva, contribuyendo al bienestar y la armonía planetarios.

Con cada sesión, la sanación a distancia refuerza la verdad fundamental de que la energía trasciende todas las fronteras, y que, al alinearnos con las frecuencias superiores, podemos tocar vidas, sanar corazones y transformar realidades, incluso desde lejos.

Los espacios que habitamos son extensiones de nuestro campo energético, reflejos de nuestras emociones, pensamientos y experiencias. Un entorno cargado de energías desequilibradas puede afectar nuestra salud física, emocional y espiritual, limitando nuestra capacidad de conectar con las dimensiones superiores. En el sistema holístico de sanación arcturiana, la sanación de entornos es una práctica esencial que no solo limpia y armoniza los espacios físicos, sino que también establece un flujo energético elevado que sostiene a quienes los habitan.

Todo espacio tiene una vibración inherente que se ve influenciada por diversos factores: las personas que lo ocupan, las emociones generadas en su interior, los objetos presentes e incluso los eventos que han tenido lugar allí. Las energías densas, como el estrés, la ira o el dolor, pueden acumularse en un entorno, creando bloqueos que afectan la calidad de vida y dificultan el flujo de frecuencias superiores. La sanación de entornos busca liberar estas densidades, restaurando la armonía y elevando la vibración del espacio.

El primer paso para sanar un entorno es reconocer su estado energético. Esto puede hacerse a través de la observación consciente, prestando atención a cómo se siente el espacio. ¿Hay áreas que parecen más pesadas o incómodas? ¿Se perciben emociones o recuerdos asociados con ciertos lugares? Los Arcturianos enseñan que desarrollar esta sensibilidad hacia el ambiente es clave para identificar las áreas que necesitan atención.

Una de las herramientas más comunes para la limpieza energética de espacios es el uso de humo sagrado, como el de la salvia blanca o el palo santo. Estas plantas tienen propiedades vibracionales que disuelven y transmutan las energías densas, dejando el ambiente limpio y revitalizado. Durante esta práctica, el practicante puede caminar por el espacio sosteniendo la planta encendida, permitiendo que el humo fluya hacia las esquinas, puertas y ventanas mientras establece una intención clara de liberación y armonización.

El sonido es otra herramienta poderosa para la sanación de entornos. Los instrumentos vibracionales, como los cuencos tibetanos, los tambores chamánicos o las campanas, generan frecuencias que penetran profundamente en el campo energético del espacio, deshaciendo bloqueos y promoviendo un flujo equilibrado. Al tocar estos instrumentos en diferentes áreas del entorno, el practicante puede amplificar su efecto combinándolos con la intención de elevar la vibración del lugar.

La luz, tanto natural como simbólica, es fundamental para la sanación de espacios. Abrir las ventanas para permitir la entrada de luz solar no solo purifica el ambiente, sino que también lo llena de energía vital. A nivel simbólico, encender velas o visualizar rayos de luz dorada fluyendo hacia el espacio actúa como un catalizador para la transmutación de energías densas.

La limpieza física también influye directamente en el estado energético de un entorno. El desorden y los objetos acumulados pueden atrapar y estancar la energía, impidiendo su flujo natural. Los Arcturianos recomiendan una limpieza profunda y consciente, durante la cual el practicante puede establecer la intención de liberar no solo los objetos físicos innecesarios, sino también las energías que estos puedan haber acumulado.

Los cristales son aliados valiosos en la sanación de entornos. Piedras como la amatista, el cuarzo transparente y la turmalina negra pueden colocarse estratégicamente en el espacio para absorber, transmutar y estabilizar las energías. Por ejemplo, colocar un cuarzo transparente en el centro de una habitación puede actuar como un amplificador de vibraciones elevadas, mientras que una turmalina negra cerca de la puerta protege el espacio de influencias externas negativas.

La geometría sagrada es otra herramienta vibracional que puede emplearse para armonizar espacios. Los patrones geométricos, como la Flor de la Vida o el Cubo de Metatrón, pueden representarse físicamente en el entorno, ya sea como decoraciones, mandalas o incluso trazados en el aire mediante visualización. Estos patrones actúan como portales energéticos que conectan el espacio con las dimensiones superiores, estabilizando y elevando su vibración.

El uso de agua también es efectivo para limpiar y revitalizar un entorno. Un recipiente con agua salada puede colocarse en una esquina o en el centro de la habitación durante un tiempo determinado, permitiendo que absorba las energías densas. Después, el agua debe desecharse de manera respetuosa, preferiblemente en un lugar donde pueda transmutarse, como la tierra.

La intención y la conexión con las frecuencias arcturianas son el núcleo de cualquier práctica de sanación de entornos. Antes de comenzar, el practicante puede invocar estas energías superiores, visualizando un rayo de luz azul o dorada descendiendo desde las dimensiones superiores hacia el espacio, limpiándolo y llenándolo de vibraciones elevadas. Esta intención establece un puente vibracional que permite que las frecuencias arcturianas trabajen directamente en el ambiente.

La sanación de entornos no solo restaura la armonía, sino que también crea un espacio que sostiene el bienestar y la expansión espiritual de quienes lo habitan. Un entorno energéticamente equilibrado actúa como un refugio vibracional, facilitando la conexión con las dimensiones superiores y fortaleciendo el sistema energético individual.

Además, los Arcturianos enseñan que la sanación de espacios tiene un impacto colectivo, ya que cada entorno armonizado contribuye al equilibrio general del planeta. Al limpiar y elevar la vibración de los espacios que habitamos, no solo nos beneficiamos individualmente, sino que también contribuimos a un flujo energético más equilibrado y positivo en el mundo.

La práctica constante de la sanación de entornos es un acto de cuidado y respeto hacia nosotros mismos y hacia el espacio que compartimos con los demás. Con cada limpieza y armonización, el practicante no solo transforma el entorno, sino que también fortalece su conexión con las frecuencias superiores, recordando que la verdadera sanación es un acto de colaboración entre el individuo, su entorno y el universo.

Capítulo 13
Sanación Multidimensional y Fusión Energética

A medida que el practicante profundiza en el sistema de sanación arcturiana, se abren nuevas posibilidades para trabajar con energías más complejas y multidimensionales. Las prácticas avanzadas son el siguiente paso en este camino, ofreciendo herramientas y técnicas que permiten explorar niveles superiores de sanación, conexión y transformación. Estas prácticas requieren una base sólida en los fundamentos ya abordados, así como un compromiso constante con la ética, la intención y la preparación espiritual.

Uno de los pilares de las prácticas avanzadas es la sanación multidimensional. Los Arcturianos enseñan que los desequilibrios energéticos no siempre se originan en el plano físico o emocional, sino que pueden tener raíces en otras dimensiones del ser, como el mental, el espiritual o incluso en líneas de tiempo pasadas o futuras. La sanación multidimensional implica acceder a estos niveles y trabajar directamente en ellos para liberar bloqueos y restaurar la armonía.

Para comenzar con esta práctica, el practicante debe entrar en un estado de profunda meditación, utilizando técnicas de conexión previamente aprendidas. Durante esta meditación, puede visualizarse ascendiendo a través de una escalera de luz o moviéndose a través de un portal hacia una dimensión superior. En este espacio energético elevado, el practicante establece la intención de identificar y sanar cualquier desequilibrio que pueda estar afectando al receptor, ya sea él mismo u otra persona.

El trabajo con líneas de tiempo es una extensión de la sanación multidimensional. Los bloqueos o patrones disfuncionales que se manifiestan en el presente a menudo tienen su origen en eventos del pasado o en proyecciones del futuro. Mediante la conexión con las frecuencias arcturianas, el practicante puede acceder a estas líneas de tiempo, identificando los puntos clave que necesitan sanación y dirigiendo energía hacia ellos. Este trabajo no altera los eventos ocurridos, pero transforma su impacto energético, liberando al receptor de cargas emocionales o kármicas.

La integración de frecuencias específicas es otra práctica avanzada en el sistema arcturiano. Cada frecuencia vibracional tiene un propósito único, como limpiar, proteger, activar o transformar. Los Arcturianos transmiten estas frecuencias a través de visualizaciones, sonidos o símbolos específicos que el practicante puede utilizar en sus sesiones. Por ejemplo, la frecuencia violeta es ideal para la transmutación de energías densas, mientras que la frecuencia dorada promueve la conexión con la sabiduría universal.

El uso de patrones geométricos complejos, como mandalas dinámicos o estructuras tridimensionales, también es una característica de las prácticas avanzadas. Estos patrones actúan como mapas energéticos que guían el flujo de las frecuencias hacia áreas específicas del sistema energético. En una sesión, el practicante puede visualizar un patrón geométrico flotando sobre el receptor, girando y ajustándose para activar centros energéticos o desbloquear canales.

Otra herramienta avanzada es la activación del cuerpo de luz. Este cuerpo energético, también conocido como Merkaba en algunas tradiciones, es una estructura vibracional que conecta al individuo con las dimensiones superiores y con su esencia divina. Activar el cuerpo de luz permite al practicante no solo acceder a niveles más elevados de conciencia, sino también canalizar energías superiores de manera más efectiva.

Para activar el cuerpo de luz, el practicante puede visualizar dos tetraedros entrelazados, uno apuntando hacia arriba y otro hacia abajo, girando a su alrededor. Durante esta visualización, se establece la intención de activar esta estructura, permitiendo que las frecuencias arcturianas fluyan a través de ella. Este proceso no solo eleva la vibración general del practicante, sino que también fortalece su campo energético y lo protege contra influencias externas negativas.

El trabajo con grupos es otro aspecto de las prácticas avanzadas. Cuando varias personas se reúnen con una intención común de sanación, el campo energético colectivo amplifica el impacto de las frecuencias canalizadas. En estas sesiones, el practicante puede actuar como un facilitador, guiando al grupo a través de meditaciones, visualizaciones y canalizaciones que beneficien tanto a los individuos como al colectivo.

Los Arcturianos también enseñan que las prácticas avanzadas incluyen la colaboración consciente con guías y maestros espirituales. Estos seres de alta vibración ofrecen orientación, protección y apoyo energético durante las sesiones. Establecer una conexión con estos guías requiere una intención clara y una disposición a escuchar y seguir su sabiduría. Durante una sesión, el practicante puede invocar a los maestros arcturianos, pidiéndoles que trabajen directamente con el receptor para abordar los desequilibrios en un nivel más profundo.

Finalmente, la integración es un componente crucial de las prácticas avanzadas. A medida que el practicante trabaja con energías más elevadas y técnicas más complejas, es esencial tomarse el tiempo para asimilar y equilibrar las experiencias. Esto incluye prácticas de conexión a tierra, descanso adecuado y autorreflexión para garantizar que las energías integradas fluyan de manera armoniosa en el sistema energético del practicante.

Las prácticas avanzadas no son un fin en sí mismas, sino un medio para profundizar en el camino de la sanación y la conexión espiritual. Los Arcturianos nos recuerdan que la verdadera maestría no reside en la complejidad de las técnicas, sino en la intención pura y el compromiso ético con el bienestar de todos los seres.

A medida que el practicante incorpora estas herramientas y técnicas en su trabajo, no solo expande sus habilidades y comprensión, sino que también se convierte en un canal más claro y poderoso para las frecuencias superiores. Este viaje hacia lo avanzado es una invitación a explorar las vastas posibilidades del universo energético, siempre guiado por el amor, la compasión y el propósito de servir al bien mayor.

La fusión energética es un enfoque avanzado en el sistema de sanación arcturiana, en el cual diferentes técnicas, frecuencias y métodos se integran para crear un flujo sinérgico de energía. Esta práctica permite al practicante combinar elementos de diversos sistemas de sanación, como la imposición de manos, la visualización, el sonido y la geometría sagrada, con las frecuencias arcturianas. El resultado es una experiencia única de sanación que amplifica la eficacia de las herramientas utilizadas, adaptándose a las necesidades específicas del receptor o del entorno.

El principio fundamental detrás de la fusión energética es la interconexión. Los Arcturianos enseñan que todas las formas de energía están entrelazadas y que la sanación más efectiva ocurre cuando estas energías trabajan en conjunto de manera armónica. La fusión energética, por tanto, no se trata de superponer técnicas al azar, sino de reconocer cómo cada elemento contribuye al equilibrio global y utilizarlo conscientemente en sinergia con otros.

La preparación para la fusión energética comienza con la intención clara del practicante. Antes de una sesión, el practicante puede reflexionar sobre las necesidades específicas del receptor o del espacio, identificando las áreas que requieren atención y eligiendo las técnicas que mejor se adapten a ellas. Este proceso puede incluir la creación de un plan flexible que permita ajustes intuitivos durante la sesión.

Uno de los aspectos clave de la fusión energética es la combinación de frecuencias. Cada técnica o herramienta vibracional tiene su propia frecuencia inherente, y el practicante debe aprender a trabajar con estas vibraciones de manera consciente. Por ejemplo, mientras utiliza cristales como el cuarzo rosa para trabajar con el chakra del corazón, el practicante puede simultáneamente canalizar frecuencias arcturianas dirigidas a liberar emociones atrapadas, maximizando el impacto en este centro energético.

El sonido es una herramienta que se presta naturalmente a la fusión energética. Al utilizar instrumentos como cuencos tibetanos, tambores o campanas, el practicante puede combinar las vibraciones sonoras con visualizaciones o símbolos arcturianos, intensificando el flujo energético. Por ejemplo, durante una sesión, el practicante podría tocar un cuenco tibetano mientras visualiza un patrón geométrico específico flotando sobre el receptor, amplificando la resonancia en su sistema energético.

La geometría sagrada también juega un papel importante en la fusión energética. Los patrones geométricos actúan como mapas vibracionales que guían el flujo de energía hacia áreas específicas del sistema del receptor. Durante una sesión, el practicante puede integrar la visualización de un mandala con el uso de herramientas físicas, como cristales colocados en puntos estratégicos alrededor del receptor. Esta combinación permite que las energías trabajen juntas de manera coherente para restaurar el equilibrio.

El movimiento físico consciente es otro elemento que puede integrarse en la fusión energética. Prácticas como el yoga, el tai chi o incluso movimientos intuitivos pueden ser utilizadas para desbloquear y movilizar la energía en el cuerpo, mientras el practicante canaliza frecuencias arcturianas hacia el receptor. Este enfoque no solo beneficia al receptor, sino que también ayuda al practicante a mantener su propia energía equilibrada durante la sesión.

La fusión energética también incluye la integración de técnicas de diferentes tradiciones de sanación. Los Arcturianos enseñan que todas las prácticas espirituales y energéticas, cuando se utilizan con intención pura, son expresiones del mismo flujo universal. Por lo tanto, el practicante puede incorporar elementos de tradiciones como el reiki, la sanación chamánica o la terapia de sonido, combinándolos con las frecuencias arcturianas para crear un enfoque único y holístico.

Un ejemplo práctico de esta integración sería combinar la imposición de manos con el uso de mantras o cantos sagrados. Mientras el practicante coloca sus manos sobre el receptor, puede cantar o recitar un mantra específico que resuene con el centro energético en cuestión. Al mismo tiempo, puede visualizar un rayo de luz dorada fluyendo a través de sus manos hacia el receptor, uniendo el poder del sonido, la intención y la energía canalizada en un solo flujo coherente.

La intuición es fundamental en la fusión energética. Aunque el conocimiento técnico y la preparación son importantes, el practicante debe estar abierto a los ajustes intuitivos durante la sesión. Los Arcturianos enfatizan que la energía trabaja de manera más efectiva cuando fluye libremente, sin restricciones impuestas por expectativas rígidas. Escuchar las señales del receptor y permitir que las energías se guíen por sí mismas es un aspecto esencial de esta práctica.

El cierre y la integración son etapas cruciales en la fusión energética. Una vez que se ha trabajado con múltiples técnicas y frecuencias, el practicante debe asegurarse de que las energías estén equilibradas y completamente integradas en el sistema del receptor. Esto puede lograrse mediante la visualización de una luz suave que envuelve todo el cuerpo del receptor, estabilizando el flujo energético y asegurando que los efectos de la sesión sean duraderos.

Además, los Arcturianos nos recuerdan que la fusión energética no solo beneficia al receptor, sino también al practicante. Al combinar técnicas y trabajar con frecuencias elevadas, el practicante profundiza su conexión con las energías superiores y fortalece su propio campo energético. Este proceso es una experiencia de aprendizaje continuo, en la que cada sesión aporta nuevas percepciones y habilidades.

La fusión energética es un acto creativo y transformador que permite al practicante explorar las infinitas posibilidades del trabajo con energía. Al integrar técnicas, frecuencias y herramientas con intención y conciencia, se crea un flujo vibracional único que no solo sana, sino que también eleva la vibración de todos los involucrados. Esta práctica, en esencia, es una celebración de la unidad y la interconexión de todas las formas de energía, recordándonos que la sanación es un arte en constante evolución.

Capítulo 14
Sanación Colectiva e Intuición

La sanación colectiva representa un poderoso acto de colaboración energética, en el cual las intenciones, vibraciones y frecuencias de múltiples individuos convergen para generar un impacto transformador en grupos, comunidades e incluso en el campo energético planetario. En el sistema holístico de sanación arcturiana, esta práctica no solo eleva la vibración de los participantes, sino que también actúa como un catalizador para el equilibrio y la armonización en escalas mayores.

Los Arcturianos enseñan que el campo energético colectivo amplifica las energías individuales, creando un flujo vibracional más fuerte y efectivo. Cuando un grupo se reúne con una intención común de sanación, las frecuencias generadas trascienden los límites individuales y penetran en las capas más profundas del campo energético grupal, disolviendo bloqueos y promoviendo un estado de armonía.

El primer paso en la sanación colectiva es establecer un propósito claro y compartido. Este propósito puede variar desde la sanación de un grupo específico hasta el apoyo energético a una región en crisis o la elevación de la vibración planetaria. La claridad en la intención actúa como una guía vibracional que alinea las energías de todos los participantes, creando un flujo coherente y poderoso.

La preparación es esencial para una sesión de sanación colectiva. Esto incluye tanto el espacio físico como el estado energético de los participantes. El lugar donde se realiza la sesión debe ser tranquilo, limpio y propicio para la concentración. Elementos como velas, cristales, símbolos sagrados o música de alta frecuencia pueden ayudar a elevar la vibración del espacio.

Cada participante debe preparar su propio sistema energético antes de la sesión. Esto incluye prácticas de conexión a tierra, respiración consciente y alineación de intenciones. Los Arcturianos recomiendan que los participantes realicen una breve meditación grupal al inicio, visualizando un rayo de luz descendiendo desde las dimensiones superiores hacia el grupo, conectando a todos los presentes en un campo energético unificado.

La visualización es una herramienta central en la sanación colectiva. Durante la sesión, los participantes pueden unirse en una visualización guiada que representa el propósito compartido. Por ejemplo, si el objetivo es enviar energía sanadora a una comunidad afectada, el grupo puede imaginar un rayo de luz dorada fluyendo desde el centro del grupo hacia la región específica, envolviéndola en amor, paz y equilibrio.

El uso de sonido y vibración amplifica significativamente el impacto de la sanación colectiva. Los instrumentos como cuencos tibetanos, tambores chamánicos o diapasones pueden ser tocados en sincronía con las intenciones del grupo, generando una resonancia que penetra profundamente en el campo energético colectivo. Además, los participantes pueden cantar mantras o tonos específicos que se alineen con el propósito de la sesión, fortaleciendo el flujo vibracional.

La geometría sagrada es otra herramienta poderosa en la sanación colectiva. Los patrones geométricos, como la Flor de la Vida o el Merkaba, pueden ser visualizados o representados físicamente en el espacio del grupo. Estos patrones actúan como portales vibracionales que canalizan las frecuencias superiores hacia el campo colectivo, intensificando el impacto de la sesión.

Durante la práctica, la intuición juega un papel crucial. Aunque se pueden planificar ciertas estructuras o técnicas, es importante que el grupo permanezca abierto a ajustes espontáneos guiados por las energías presentes. Los Arcturianos enseñan que las frecuencias superiores a menudo guían el flujo de la sesión, mostrando áreas específicas que necesitan atención o revelando patrones que deben ser liberados.

La finalización y el cierre son etapas críticas en la sanación colectiva. Al concluir la sesión, es esencial que el grupo dedique tiempo a estabilizar y sellar las energías generadas. Esto puede hacerse mediante una visualización grupal en la que todos imaginan un campo de luz envolviendo y protegiendo el propósito trabajado. Además, agradecer a las energías superiores y a los participantes por su contribución fortalece el impacto de la práctica.

Los efectos de la sanación colectiva no se limitan al grupo o al receptor inmediato. Los Arcturianos explican que las frecuencias generadas en estas sesiones se expanden más allá del tiempo y el espacio, influyendo en el equilibrio del campo energético planetario. Cada acto de sanación colectiva contribuye al bienestar global, actuando como un faro vibracional que eleva la conciencia y promueve la armonía universal.

Además, las sesiones de sanación colectiva tienen un efecto transformador en los participantes. Al contribuir al bienestar del grupo o de una causa mayor, los individuos fortalecen su propia conexión con las frecuencias superiores, experimentan una expansión de su campo energético y desarrollan un sentido más profundo de unidad con los demás y con el universo.

Los Arcturianos nos recuerdan que la sanación colectiva no requiere un número específico de participantes ni una complejidad técnica avanzada. Incluso un pequeño grupo con una intención clara puede generar un impacto significativo. Lo más importante es la pureza de la intención y el compromiso de los participantes con el propósito compartido.

En última instancia, la sanación colectiva es una expresión de la interconexión universal. A través de esta práctica, el grupo no solo transforma el campo energético que lo rodea, sino que también se convierte en un canal para las frecuencias superiores que benefician a toda la creación. Este acto de colaboración energética es un recordatorio de que la verdadera sanación ocurre cuando trabajamos juntos, guiados por el amor y el deseo de contribuir al bien mayor.

La intuición es una de las herramientas más valiosas en el sistema de sanación arcturiana, un puente entre la mente consciente y las dimensiones superiores. Desarrollar este don innato permite al practicante sintonizar con las energías sutiles, recibir mensajes claros y actuar con precisión durante las prácticas de sanación. Los Arcturianos enseñan que la intuición no es un privilegio de unos pocos, sino una capacidad inherente a todos los seres humanos, que puede cultivarse a través de la práctica, la apertura y la intención consciente.

El desarrollo intuitivo comienza con el reconocimiento de que la intuición no se limita a un canal específico, como la visión o el oído internos. Cada individuo tiene su propio estilo intuitivo, que puede manifestarse como sensaciones corporales, imágenes mentales, palabras internas o simplemente una certeza inexplicable. Comprender y aceptar estas diferencias es clave para fortalecer esta conexión.

El primer paso para desarrollar la intuición es crear un espacio interno de calma y receptividad. La mente ruidosa y el estrés bloquean los mensajes intuitivos, por lo que prácticas como la meditación y la respiración consciente son fundamentales. Durante estas prácticas, el practicante puede centrarse en el silencio interno, permitiendo que los pensamientos se disuelvan y creando un canal claro para recibir impresiones intuitivas.

Una técnica básica para estimular la intuición es el ejercicio de preguntas internas. El practicante puede formular una pregunta clara y específica, como "¿Qué debo saber sobre esta situación?" o "¿Cuál es el siguiente paso en mi camino?". Luego, entra en un estado de calma, prestando atención a las primeras impresiones que surgen, ya sean imágenes, palabras, sensaciones o emociones. Es importante no analizar ni juzgar estas respuestas, sino simplemente recibirlas como vienen.

Los Arcturianos enseñan que la intuición se fortalece con la práctica constante de la observación consciente. Esto implica prestar atención a los pequeños detalles de la vida diaria, como patrones repetitivos, coincidencias o sensaciones internas frente a ciertas personas o situaciones. Este ejercicio no solo mejora la percepción intuitiva, sino que también entrena al practicante para confiar en sus impresiones sutiles.

La conexión con las frecuencias arcturianas es un catalizador poderoso para el desarrollo intuitivo. Durante una meditación, el practicante puede visualizar un rayo de luz azul descendiendo desde las dimensiones superiores hacia su coronilla, abriendo y activando los canales intuitivos. Esta práctica no solo limpia bloqueos energéticos, sino que también sintoniza al practicante con las vibraciones más elevadas, facilitando la recepción de mensajes claros.

El uso de herramientas vibracionales, como cristales o símbolos sagrados, también puede apoyar el desarrollo intuitivo. Cristales como la amatista, la labradorita o el cuarzo transparente tienen propiedades específicas que amplifican las capacidades intuitivas. Colocar un cristal en el tercer ojo durante una meditación o llevarlo como amuleto puede intensificar la conexión con las energías superiores.

El diario intuitivo es otra herramienta efectiva para fortalecer esta capacidad. Al escribir regularmente sobre pensamientos, impresiones y mensajes percibidos, el practicante no solo entrena su intuición, sino que también desarrolla un registro valioso de patrones y sincronías que pueden guiar su camino. Este hábito refuerza la confianza en las percepciones internas y facilita la integración de la intuición en la vida diaria.

El cuerpo es un aliado importante en el desarrollo intuitivo. Las sensaciones físicas, como una opresión en el pecho, un cosquilleo en el abdomen o un calor en las manos, a menudo actúan como señales intuitivas. Aprender a escuchar y comprender estas respuestas corporales es esencial para interpretar los mensajes energéticos de manera efectiva.

Otra técnica avanzada para potenciar la intuición es la práctica de la visualización dirigida. Durante una meditación, el practicante puede imaginar un paisaje simbólico, como un jardín o un templo, y explorar este espacio interno en busca de mensajes. Los objetos, colores o figuras que aparecen en estas visualizaciones suelen contener información relevante para la situación actual del practicante.

El desarrollo intuitivo no se trata solo de recibir información, sino también de actuar sobre ella con confianza. Los Arcturianos enseñan que cada vez que el practicante sigue su intuición, refuerza la conexión con esta capacidad y envía un mensaje claro al universo de que está listo para recibir más orientación. Incluso los pasos pequeños y las decisiones aparentemente insignificantes pueden fortalecer este lazo vibracional.

La conexión con la naturaleza es otra práctica clave para el desarrollo intuitivo. Pasar tiempo al aire libre, observando el flujo de la vida natural, ayuda a sintonizar con el ritmo universal y a despejar bloqueos mentales. Los Arcturianos recomiendan prácticas simples como caminar descalzo sobre la tierra, observar el cielo nocturno o escuchar los sonidos de un río como medios para abrir los canales intuitivos.

El desarrollo intuitivo es un proceso continuo que requiere paciencia, dedicación y autocompasión. No se trata de alcanzar un estado ideal, sino de explorar y fortalecer esta conexión con el tiempo. Los errores o las interpretaciones erróneas son parte natural del camino, y cada experiencia, sea cual sea el resultado, contribuye al crecimiento del practicante.

Los Arcturianos nos recuerdan que la intuición no es solo una herramienta para la sanación o la toma de decisiones, sino también una puerta hacia una conexión más profunda con el yo superior y con las dimensiones superiores. A medida que el practicante fortalece esta capacidad, experimenta una mayor claridad, confianza y fluidez en su camino, abriendo nuevas posibilidades de crecimiento y expansión espiritual.

La intuición, en su esencia, es un recordatorio de que las respuestas y la guía siempre están disponibles dentro de nosotros. Al desarrollar este don, el practicante no solo transforma su propia experiencia, sino que también se convierte en un canal más claro y efectivo para las frecuencias superiores, aportando luz y claridad al mundo que lo rodea.

Capítulo 15
Cristales y Sanación Arcturiana

Los cristales han sido reconocidos a lo largo de la historia como herramientas sagradas, portadoras de energías que interactúan con el campo energético humano y con las frecuencias del universo. En el sistema holístico de sanación arcturiana, los cristales no son solo objetos físicos, sino también manifestaciones vibracionales que actúan como puentes entre las dimensiones. Su capacidad para amplificar, almacenar y dirigir energía los convierte en aliados indispensables para potenciar las prácticas de sanación y elevar la conexión con las frecuencias superiores.

Cada cristal tiene una composición única y una estructura geométrica inherente que define su vibración. Los Arcturianos enseñan que esta vibración interactúa con el campo energético humano, armonizando, limpiando y fortaleciendo el flujo de energía. Además, los cristales pueden programarse con intenciones específicas, lo que los hace herramientas versátiles y personalizables en las prácticas de sanación.

El primer paso para trabajar con cristales es seleccionar aquellos que resuenen con el propósito deseado. Por ejemplo, el cuarzo transparente es conocido por su capacidad para amplificar la energía y la intención, mientras que la amatista promueve la calma, la claridad mental y la conexión espiritual. El cuarzo rosa, por otro lado, trabaja con el chakra del corazón, facilitando la sanación emocional y el amor propio. Los Arcturianos recomiendan elegir cristales no solo por su función conocida, sino también confiando en la intuición, permitiendo que el practicante sea guiado hacia el cristal que necesita en ese momento.

Antes de utilizar un cristal, es fundamental limpiarlo energéticamente para liberar cualquier vibración residual que pueda haber absorbido. Existen diversas técnicas para esto, como pasar el cristal por el humo de salvia o palo santo, sumergirlo brevemente en agua salada (si su composición lo permite) o exponerlo a la luz del sol o la luna. Durante este proceso, el practicante debe establecer la intención de purificar el cristal, visualizando cómo la energía densa se disuelve y es transmutada.

La programación de cristales es una práctica clave en el sistema arcturiano. Esto implica establecer una intención clara y cargar el cristal con esa intención para que actúe como un canal vibracional específico. Para hacerlo, el practicante puede sostener el cristal en sus manos, cerrando los ojos y visualizando la intención entrando en su estructura, como si la luz impregnara cada faceta del mineral. Por ejemplo, un cuarzo transparente puede ser programado para amplificar la energía durante una sesión de sanación, o una obsidiana negra para proteger contra influencias externas negativas.

Los cristales pueden colocarse directamente sobre el cuerpo durante una sesión de sanación, alineándolos con los chakras o áreas específicas que necesiten atención. Por ejemplo, colocar una amatista sobre el tercer ojo puede ayudar a calmar la mente y a facilitar la apertura intuitiva, mientras que una turmalina negra en el chakra raíz fortalece la conexión a tierra y protege el campo energético.

En el trabajo con cristales, la geometría sagrada amplifica sus efectos. Al disponer los cristales en patrones geométricos, como la Flor de la Vida o el Merkaba, se crea un campo energético que potencia la armonización y la conexión con las frecuencias superiores. Estas disposiciones pueden realizarse alrededor del receptor, en un altar o incluso como una visualización durante la meditación.

El uso de cristales en combinación con otras herramientas vibracionales, como el sonido o las frecuencias arcturianas, es otra técnica avanzada en este trabajo. Por ejemplo, durante una sesión de sanación, el practicante puede tocar un cuenco tibetano mientras dirige la energía hacia un cristal programado, permitiendo que las vibraciones del sonido y del cristal se unan para amplificar el impacto energético.

Los cristales también son útiles en la sanación de entornos. Colocarlos estratégicamente en diferentes áreas de un espacio puede equilibrar y elevar la vibración general. Por ejemplo, un cuarzo rosa en el dormitorio fomenta la calma y el amor, mientras que una amatista cerca de una ventana puede transmutar energías externas densas antes de que ingresen al hogar.

El trabajo con cristales no se limita a sesiones de sanación formales. Los practicantes pueden llevar cristales consigo durante el día, como amuletos o en bolsillos, para mantener una vibración elevada y proteger su campo energético. Los Arcturianos enseñan que los cristales actúan como compañeros energéticos, recordándonos nuestra conexión con la Tierra y con las dimensiones superiores.

A medida que el practicante profundiza en su relación con los cristales, puede experimentar una comunicación más intuitiva con ellos. Cada cristal tiene una "personalidad" energética única, y al trabajar con ellos regularmente, el practicante puede comenzar a percibir impresiones, mensajes o sensaciones que guían su uso. Esta interacción fortalece la conexión vibracional y permite un trabajo más preciso y efectivo.

El cuidado y el respeto hacia los cristales son fundamentales en este camino. Los Arcturianos enfatizan que estos minerales no son meros objetos, sino compañeros vibracionales que responden a la energía y la intención del practicante. Mantenerlos limpios, cargados y en un lugar especial asegura que permanezcan vibracionalmente activos y listos para su uso.

Los cristales, en esencia, son recordatorios tangibles de la conexión entre lo físico y lo energético. Al trabajar con ellos, el practicante no solo amplifica su capacidad para canalizar y dirigir energía, sino que también profundiza su comprensión de las interacciones vibracionales que sustentan el universo.

En el sistema arcturiano, los cristales son mucho más que herramientas; son aliados que nos conectan con la sabiduría de la Tierra y con las dimensiones superiores, ayudándonos a sanar, transformar y elevar nuestra vibración hacia estados de mayor armonía y plenitud.

El anclaje de luz es una práctica central en el sistema holístico de sanación arcturiana, diseñada para establecer un flujo estable y continuo de energías superiores en el sistema energético del practicante y en su entorno. Este proceso implica canalizar frecuencias elevadas desde las dimensiones superiores hacia el plano físico, creando un puente vibracional que no solo restaura el equilibrio y la armonía, sino que también actúa como un faro de luz para quienes lo rodean.

Los Arcturianos enseñan que el anclaje de luz no es un acto pasivo, sino una colaboración activa entre el practicante y las fuerzas universales. A través de esta práctica, el practicante se convierte en un canal consciente para las energías superiores, ayudando a integrar estas frecuencias en su cuerpo, mente y espíritu, así como en el entorno donde se encuentra.

El primer paso para el anclaje de luz es preparar el espacio interno y externo. Esto comienza con una limpieza energética personal, utilizando técnicas como la respiración consciente, la visualización de luz purificadora o el uso de cristales específicos como el cuarzo transparente o la amatista. Al mismo tiempo, es importante limpiar y armonizar el entorno físico, asegurando que el espacio esté libre de distracciones y energías densas.

Una vez preparado el espacio, el practicante establece una intención clara para el anclaje de luz. Esta intención actúa como una guía vibracional que alinea al practicante con las frecuencias superiores. Puede formularse en palabras, como "Me abro a canalizar y anclar la luz para el mayor bien de todos los seres", o simplemente sostenerse como una intención interna clara y sincera.

La visualización es una herramienta clave en este proceso. Durante la práctica, el practicante puede imaginar un rayo de luz brillante descendiendo desde las dimensiones superiores hacia su coronilla, fluyendo a través de su cuerpo y extendiéndose hacia la Tierra. Esta visualización no solo fortalece la conexión con las energías superiores, sino que también ayuda a integrar estas frecuencias en el sistema energético del practicante.

El uso de símbolos arcturianos puede amplificar el impacto del anclaje de luz. Estos símbolos, que actúan como portales vibracionales, pueden visualizarse flotando sobre el practicante o dibujarse con las manos en el espacio energético. Cada símbolo tiene una frecuencia específica que guía y estructura el flujo de luz, asegurando que se integre de manera equilibrada y armoniosa.

La respiración consciente es otra herramienta poderosa durante el anclaje de luz. Al inhalar profundamente, el practicante puede imaginar que la luz entra en su cuerpo, llenando cada célula y cada espacio energético. Al exhalar, visualiza que esta luz se expande hacia su entorno, irradiando amor, paz y equilibrio. Este ciclo de respiración ayuda a establecer un flujo constante de energía que conecta al practicante con las dimensiones superiores y con la Tierra.

El anclaje de luz no solo beneficia al practicante, sino también al entorno en el que se realiza. Los Arcturianos enseñan que esta práctica tiene un impacto en el campo energético del espacio, elevando su vibración y creando un ambiente propicio para la sanación, la meditación y el crecimiento espiritual. Por esta razón, se recomienda practicar el anclaje de luz regularmente en hogares, lugares de trabajo o cualquier espacio donde se perciban energías densas o desequilibrios.

Además, el anclaje de luz puede utilizarse como una herramienta de sanación para otros. Durante una sesión, el practicante puede visualizar que la luz fluye hacia el receptor, llenando su campo energético con frecuencias elevadas. Este acto no solo promueve la sanación y el equilibrio en el receptor, sino que también fortalece su conexión con las energías superiores.

El movimiento físico consciente puede integrarse en la práctica de anclaje de luz para intensificar su efecto. Por ejemplo, levantar los brazos hacia el cielo mientras se inhala, y bajarlos hacia la Tierra mientras se exhala, refuerza la visualización del flujo de luz y ayuda a integrar las frecuencias en el cuerpo físico.

La constancia es esencial en el anclaje de luz. Aunque una sola práctica puede generar un impacto significativo, los Arcturianos enseñan que la repetición regular de esta práctica fortalece la conexión con las energías superiores y establece un flujo estable y duradero. Incluso unos pocos minutos diarios dedicados al anclaje de luz pueden transformar profundamente el sistema energético del practicante y su entorno.

El anclaje de luz también puede realizarse en situaciones colectivas, como reuniones grupales o eventos de sanación. En estos casos, la energía combinada de los participantes amplifica el impacto de la práctica, creando un campo vibracional colectivo que beneficia no solo a los presentes, sino también al entorno y a la red energética planetaria.

Los efectos del anclaje de luz no siempre son inmediatos ni visibles, pero los Arcturianos aseguran que cada práctica contribuye al equilibrio y la evolución del campo energético global. Este acto de servicio no solo transforma al practicante, sino que también irradia hacia el mundo, actuando como un recordatorio tangible de la interconexión universal.

El anclaje de luz es, en esencia, un acto de colaboración amorosa entre el practicante y las fuerzas universales. Al practicarlo, el practicante no solo eleva su propia vibración, sino que también se convierte en un canal para las frecuencias superiores, llevando luz y armonía a todos los niveles de la existencia. Esta práctica, simple pero profundamente transformadora, es un camino hacia la plenitud, la conexión y el servicio al bien mayor.

Capítulo 16
Activación del Cuerpo de Luz

El cuerpo de luz es una estructura energética avanzada que conecta el ser humano con dimensiones superiores de conciencia. Representa un vehículo vibracional que trasciende los límites del cuerpo físico y el tiempo lineal, permitiendo al practicante acceder a estados expandidos de sanación, transformación y conexión espiritual. En el sistema holístico de sanación arcturiana, trabajar con el cuerpo de luz no solo eleva la vibración del practicante, sino que también abre puertas hacia niveles profundos de autoconocimiento y servicio energético.

Los Arcturianos enseñan que el cuerpo de luz está presente en todos los seres, aunque no siempre se encuentra activado o en pleno funcionamiento. Su activación requiere un alineamiento consciente con frecuencias elevadas, así como una preparación física, mental y espiritual. Una vez activado, el cuerpo de luz se convierte en un canal para recibir, integrar y emitir energías superiores, facilitando una sanación profunda y una conexión directa con las dimensiones arcturianas.

El primer paso para trabajar con el cuerpo de luz es la preparación energética. Esto incluye prácticas como la limpieza del campo áurico, la armonización de los chakras y la conexión a tierra. Estas técnicas aseguran que el sistema energético esté en equilibrio y listo para recibir las frecuencias necesarias para activar el cuerpo de luz.

Una de las técnicas más comunes para acceder al cuerpo de luz es la visualización. Durante una meditación, el practicante puede imaginar una estructura geométrica tridimensional, como un Merkaba, girando a su alrededor. Este patrón, compuesto por dos tetraedros entrelazados que giran en direcciones opuestas, representa la unión del cuerpo físico y espiritual. A medida que el practicante visualiza esta forma, puede imaginar que la energía fluye a través de ella, activando cada célula y cada parte de su campo energético.

La respiración consciente también es una herramienta poderosa en este proceso. Al inhalar profundamente, el practicante puede visualizar que la luz dorada o plateada entra en su cuerpo, llenando cada rincón de su ser. Al exhalar, puede imaginar que esta luz se expande hacia afuera, formando una esfera vibrante que representa su cuerpo de luz. Este ciclo de respiración no solo activa el cuerpo de luz, sino que también fortalece su conexión con las dimensiones superiores.

El sonido es otra técnica clave para trabajar con el cuerpo de luz. Los tonos específicos, como el canto del "OM" o frecuencias generadas por cuencos de cristal, resuenan directamente con la estructura vibracional del cuerpo de luz, facilitando su activación y estabilización. Durante una sesión, el practicante puede utilizar estos sonidos mientras visualiza el cuerpo de luz, permitiendo que las vibraciones penetren profundamente en su sistema.

El trabajo con símbolos sagrados arcturianos también es fundamental para acceder al cuerpo de luz. Estos símbolos actúan como llaves vibracionales que desbloquean y activan diferentes aspectos del cuerpo energético. Por ejemplo, el símbolo de la Flor de la Vida puede visualizarse girando alrededor del cuerpo del practicante, armonizando y fortaleciendo su estructura energética mientras se conecta con las frecuencias superiores.

El movimiento físico consciente, como el yoga o ejercicios específicos diseñados para activar el cuerpo energético, también juega un papel importante. Movimientos suaves, combinados con respiración y visualización, ayudan a desbloquear áreas estancadas y a integrar las energías necesarias para activar el cuerpo de luz. Los Arcturianos recomiendan movimientos que imiten patrones naturales, como espirales o giros, para sincronizar el cuerpo físico con el flujo energético.

Una vez activado, el cuerpo de luz se convierte en una herramienta para explorar dimensiones superiores y trabajar con energías más avanzadas. Durante una meditación, el practicante puede utilizar su cuerpo de luz para viajar a espacios vibracionales elevados, donde puede recibir orientación, sanación o información sobre su camino espiritual. Este proceso no implica una desconexión del cuerpo físico, sino una expansión de la conciencia que trasciende los límites del tiempo y el espacio.

El acceso al cuerpo de luz también permite al practicante canalizar energías superiores de manera más eficiente. En sesiones de sanación, el cuerpo de luz actúa como un conducto para las frecuencias arcturianas, amplificando su impacto y permitiendo una conexión más profunda con el receptor. Este enfoque no solo fortalece el campo energético del practicante, sino que también eleva la vibración del entorno y de quienes interactúan con él.

A medida que el practicante trabaja con su cuerpo de luz, es importante integrar las experiencias y equilibrar las energías. Los Arcturianos enseñan que, después de cada práctica, el practicante debe tomar tiempo para reconectarse con la Tierra, utilizando técnicas de conexión a tierra como caminar descalzo o meditar sobre el chakra raíz. Esto asegura que las frecuencias superiores se integren de manera armoniosa en el sistema energético, evitando desequilibrios o sobrecargas.

El trabajo con el cuerpo de luz no solo transforma al practicante, sino que también tiene un impacto en el campo energético colectivo. Al activar y fortalecer esta estructura vibracional, el practicante irradia frecuencias superiores que benefician a su entorno y contribuyen al equilibrio planetario. Este acto de servicio energético es una expresión tangible de la interconexión universal, recordando al practicante su papel en la evolución colectiva.

Los Arcturianos nos recuerdan que el acceso al cuerpo de luz es un proceso gradual y continuo. No se trata de alcanzar un estado ideal, sino de explorar y profundizar en la conexión con esta estructura vibracional con cada práctica. A través de la constancia y la intención consciente, el practicante no solo transforma su experiencia energética, sino que también se convierte en un canal claro y poderoso para las energías superiores.

El cuerpo de luz es un recordatorio de nuestra naturaleza multidimensional y de nuestro potencial para trascender los límites de lo físico. Al trabajar con él, el practicante no solo accede a estados elevados de conciencia, sino que también contribuye a la creación de un mundo más armonioso y vibrante, en sintonía con las frecuencias superiores del universo.

La reconexión con la esencia es un viaje hacia el núcleo más profundo del ser, un proceso de recordar quiénes somos realmente más allá de las capas de experiencias, creencias y emociones acumuladas. En el sistema holístico de sanación arcturiana, esta práctica representa un retorno a la verdadera naturaleza del practicante: un ser vibracional y multidimensional conectado a las frecuencias universales y al amor incondicional.

Los Arcturianos enseñan que la esencia de cada individuo es una chispa divina, una extensión pura de la energía universal. Sin embargo, las dinámicas de la vida cotidiana, las emociones densas y los patrones mentales pueden oscurecer esta conexión, creando una sensación de separación y desconexión. La reconexión con la esencia no solo restaura esta conexión, sino que también permite que el practicante acceda a su poder interno y a su capacidad ilimitada para sanar y manifestar.

El primer paso en este proceso es la autoobservación consciente. El practicante debe dedicar tiempo a explorar sus pensamientos, emociones y creencias sin juicio, simplemente reconociéndolos como parte de su experiencia humana. Esta práctica crea un espacio interno de aceptación que permite liberar capas superficiales y acercarse al núcleo de su ser.

Una herramienta poderosa para la reconexión con la esencia es la meditación. Durante esta práctica, el practicante puede visualizar una luz brillante en el centro de su pecho, representando su chispa divina. A medida que se enfoca en esta luz, puede imaginar que se expande lentamente, llenando todo su cuerpo y su campo energético. Este acto simbólico no solo refuerza la conexión con la esencia, sino que también limpia y revitaliza el sistema energético.

La respiración consciente es otra técnica esencial. Al inhalar, el practicante puede visualizar que está trayendo energía pura y vibraciones elevadas hacia su cuerpo. Al exhalar, puede imaginar que libera cualquier energía o pensamiento que lo separe de su esencia. Este flujo constante de respiración consciente actúa como un puente vibracional entre el practicante y su núcleo interno.

El uso de frecuencias arcturianas es clave en la reconexión con la esencia. Durante una sesión de sanación o meditación, el practicante puede invocar estas energías superiores, visualizándolas fluyendo hacia su cuerpo como un rayo de luz dorada o azul. Estas frecuencias trabajan directamente en el campo energético, eliminando bloqueos y restaurando la conexión con la esencia divina.

Los símbolos sagrados también pueden utilizarse para profundizar en esta práctica. Los Arcturianos enseñan que ciertos patrones geométricos, como la Flor de la Vida o el Cubo de Metatrón, resuenan con la vibración de la esencia. Al visualizar o dibujar estos símbolos, el practicante activa estas frecuencias en su sistema energético, reforzando la conexión con su núcleo interno.

La naturaleza es un aliado invaluable en el proceso de reconexión. Pasar tiempo al aire libre, especialmente en entornos tranquilos y naturales, ayuda al practicante a despejar su mente y a sintonizarse con el flujo universal. Caminar descalzo sobre la tierra, observar el cielo o simplemente sentarse junto a un árbol pueden ser actos simples pero profundamente transformadores que facilitan la reconexión con la esencia.

El trabajo con el corazón es central en esta práctica. Los Arcturianos enseñan que el corazón es el portal hacia la esencia, el lugar donde se encuentran las vibraciones más puras del amor y la compasión. El practicante puede centrarse en su chakra del corazón, visualizando una luz cálida que emana de este centro y lo conecta con su esencia. Repetir afirmaciones como "Estoy conectado con mi esencia divina" o "Vivo desde mi verdad" puede amplificar esta conexión.

La escritura introspectiva es otra herramienta valiosa para explorar y reconectar con la esencia. Al escribir sobre preguntas como "¿Qué es lo que realmente soy?" o "¿Qué me conecta con mi verdadera naturaleza?", el practicante abre un espacio para reflexionar y recibir impresiones intuitivas. Esta práctica no solo ayuda a liberar capas superficiales, sino que también ofrece claridad sobre el camino hacia la esencia.

La reconexión con la esencia no es solo un proceso interno, sino también una práctica de vida. Los Arcturianos nos recuerdan que cada elección, pensamiento y acción puede alinearse con nuestra verdad más profunda. Al vivir desde la esencia, el practicante experimenta una mayor claridad, propósito y fluidez en todas las áreas de su vida.

El impacto de esta reconexión trasciende al individuo. Cuando el practicante vive desde su esencia, irradia una energía elevada que influye en su entorno y en quienes lo rodean. Esta vibración no solo inspira a otros a reconectarse con su propia esencia, sino que también contribuye al equilibrio y la evolución del campo energético colectivo.

A medida que el practicante profundiza en esta práctica, puede experimentar una transformación completa en su percepción de sí mismo y del universo. La separación da paso a la unidad, el miedo se disuelve en amor y la duda se reemplaza por una confianza inquebrantable en su naturaleza divina.

La reconexión con la esencia es un recordatorio de que, en el núcleo de nuestra existencia, somos seres de luz y amor, conectados con las frecuencias universales. Al regresar a esta verdad, el practicante no solo encuentra paz y plenitud, sino que también descubre su capacidad ilimitada para sanar, transformar y manifestar un mundo en armonía con su esencia divina.

Capítulo 17
Reprogramación y Sanación Interdimensional

La reprogramación energética es una práctica profunda y transformadora dentro del sistema holístico de sanación arcturiana, diseñada para identificar y transmutar patrones de energía disfuncionales que pueden haberse arraigado en el sistema energético. Estos patrones, que a menudo se originan en creencias limitantes, traumas pasados o influencias externas, no solo afectan el bienestar emocional y mental, sino que también interfieren con el flujo natural de las energías superiores.

Los Arcturianos enseñan que la reprogramación energética no implica un rechazo de estos patrones, sino una comprensión de su origen y propósito, seguida de un proceso consciente de liberación y transformación. A través de esta práctica, el practicante no solo elimina bloqueos, sino que también crea un espacio para la integración de frecuencias elevadas y vibraciones más armoniosas.

El primer paso en la reprogramación energética es la identificación consciente de los patrones que necesitan ser transformados. Esto requiere una autoobservación sincera y sin juicio, en la que el practicante reflexiona sobre áreas de su vida donde siente resistencia, estancamiento o repetición de experiencias negativas. Preguntas como "¿Qué creencias me están limitando?" o "¿Qué patrones sigo repitiendo en mis relaciones o decisiones?" pueden ser útiles para iniciar este proceso.

Una herramienta poderosa para esta fase es la escritura introspectiva. Al dedicar tiempo a escribir sobre pensamientos recurrentes, emociones difíciles o experiencias desafiantes, el practicante puede comenzar a identificar los patrones subyacentes que afectan su sistema energético. Esta práctica no solo ofrece claridad, sino que también actúa como un primer paso hacia la liberación de estas energías.

Una vez identificado un patrón, el siguiente paso es conectarse con las frecuencias arcturianas para facilitar su transformación. Durante una meditación, el practicante puede visualizar un rayo de luz dorada descendiendo hacia su sistema energético, iluminando y rodeando el patrón identificado. Esta luz no solo disuelve las energías densas asociadas con el patrón, sino que también introduce nuevas frecuencias que apoyan un estado más elevado y armonioso.

El uso de afirmaciones es otra técnica central en la reprogramación energética. Las afirmaciones son declaraciones conscientes que actúan como semillas vibracionales, reemplazando patrones limitantes con creencias más expansivas. Por ejemplo, si el practicante ha identificado un patrón de inseguridad, puede repetir afirmaciones como "Confío en mi capacidad para navegar la vida con confianza" o "Estoy alineado con mi poder interno". Repetir estas afirmaciones regularmente, especialmente durante meditaciones o antes de dormir, amplifica su impacto.

La visualización dirigida es una herramienta poderosa para reprogramar el sistema energético. El practicante puede imaginar que el patrón identificado está representado como una forma o color específico en su cuerpo o en su campo energético. Luego, puede visualizar cómo este patrón se disuelve gradualmente, transformándose en luz o en una frecuencia más elevada. Este proceso no solo libera la energía bloqueada, sino que también establece un nuevo flujo vibracional en el sistema.

El sonido es otra técnica vibracional efectiva para la reprogramación energética. Cantar mantras, tonos específicos o utilizar instrumentos como cuencos tibetanos o campanas genera frecuencias que resuenan profundamente en el sistema energético, ayudando a liberar y reconfigurar los patrones limitantes. Por ejemplo, el sonido "OM" es ideal para equilibrar y armonizar el sistema, preparando el campo energético para integrar nuevas vibraciones.

El trabajo con cristales puede complementar estas técnicas. Piedras como la amatista, el cuarzo rosa o la obsidiana tienen propiedades específicas que ayudan a liberar patrones densos y a anclar nuevas frecuencias. Colocar un cristal en el área del cuerpo donde se percibe el patrón, o sostenerlo mientras se repiten afirmaciones, amplifica el proceso de reprogramación.

El cuerpo físico también juega un papel importante en la reprogramación energética. Los Arcturianos enseñan que muchos patrones energéticos se manifiestan como tensiones o bloqueos físicos. Prácticas como el yoga, el tai chi o el movimiento intuitivo ayudan a liberar estas tensiones y a restaurar el flujo natural de energía en el cuerpo. Movimientos conscientes, combinados con respiración profunda y visualización, potencian este efecto.

Una vez que el patrón ha sido liberado, es crucial establecer una intención clara para el nuevo flujo energético. Esto puede lograrse visualizando un estado ideal de equilibrio y bienestar, o imaginando cómo el practicante interactúa con el mundo desde un lugar de empoderamiento y claridad. Este acto de creación consciente asegura que el sistema energético se reconfigure de manera alineada con las intenciones más elevadas del practicante.

La integración es una parte esencial de la reprogramación energética. Después de trabajar con un patrón, el practicante debe dedicar tiempo a descansar, reflexionar y permitir que las nuevas frecuencias se asienten en su sistema. Los Arcturianos enfatizan la importancia de la conexión a tierra durante esta etapa, utilizando prácticas como caminar descalzo sobre la tierra o meditar con el chakra raíz para estabilizar las energías.

El impacto de la reprogramación energética no se limita al practicante. A medida que libera patrones limitantes y eleva su vibración, también irradia estas frecuencias hacia su entorno, contribuyendo al equilibrio colectivo. Este proceso es un acto de sanación no solo personal, sino también universal, recordando al practicante su interconexión con el todo.

Los Arcturianos nos enseñan que la reprogramación energética es un viaje continuo, una oportunidad para explorar, liberar y transformar las energías que nos han moldeado. A través de esta práctica, el practicante no solo descubre su poder para cambiar su realidad, sino que también se alinea con su verdad más profunda, creando un camino hacia la plenitud y la expansión espiritual.

La sanación interdimensional es una práctica avanzada dentro del sistema holístico de sanación arcturiana que trasciende las limitaciones del plano físico para abordar desequilibrios energéticos en dimensiones superiores. Los Arcturianos enseñan que los bloqueos y patrones disfuncionales a menudo tienen raíces que van más allá de la experiencia presente, originándose en otras dimensiones, vidas pasadas o líneas de tiempo paralelas. Este enfoque permite al practicante trabajar con estas energías a un nivel más profundo, promoviendo una sanación completa y duradera.

El principio fundamental de la sanación interdimensional es la comprensión de que todas las dimensiones están interconectadas a través de un campo energético universal. Al acceder conscientemente a este campo, el practicante puede identificar y transformar energías que afectan al sistema presente, restaurando el equilibrio en todos los niveles del ser. Este proceso no solo eleva la vibración del receptor, sino que también facilita su alineación con su propósito más elevado.

Para iniciar una práctica de sanación interdimensional, es crucial preparar el espacio energético del practicante. Esto incluye técnicas de conexión a tierra, limpieza del campo áurico y alineación con las frecuencias superiores. Los Arcturianos enfatizan la importancia de crear un espacio sagrado, tanto físico como energético, que proporcione protección y enfoque durante la sesión.

La meditación es una herramienta esencial para acceder a las dimensiones superiores. El practicante puede visualizar un portal de luz brillante frente a él, representando la entrada a los niveles interdimensionales. Al cruzar este portal, puede sentir cómo su campo energético se expande, conectándose con una red de vibraciones más altas. Durante este proceso, es fundamental establecer una intención clara, como "Accedo a las dimensiones superiores para facilitar la sanación en alineación con el mayor bien."

La intuición juega un papel crucial en la sanación interdimensional. A medida que el practicante explora estas dimensiones, puede recibir impresiones en forma de imágenes, sonidos, sensaciones o simplemente conocimiento intuitivo. Estas percepciones ofrecen pistas sobre los desequilibrios presentes y las energías que necesitan atención. Por ejemplo, el practicante puede percibir un bloqueo energético como una sombra, un nodo o un patrón repetitivo, indicando un área que requiere sanación.

El trabajo con frecuencias arcturianas es central en esta práctica. Durante la sesión, el practicante puede visualizar rayos de luz dorada, azul o violeta fluyendo hacia el área identificada, disolviendo bloqueos y restaurando el flujo energético. Estas frecuencias actúan como catalizadores que no solo limpian, sino que también reconfiguran la vibración del receptor en alineación con su esencia superior.

La geometría sagrada es otra herramienta poderosa en la sanación interdimensional. Los Arcturianos enseñan que ciertos patrones geométricos, como el Merkaba o el Tetraedro Estelar, resuenan con las dimensiones superiores y facilitan el acceso a ellas. Durante una sesión, el practicante puede visualizar estos patrones girando y expandiéndose alrededor del receptor, equilibrando su sistema energético y conectándolo con su ser multidimensional.

El tiempo y el espacio son conceptos flexibles en el trabajo interdimensional. Los bloqueos energéticos pueden originarse en vidas pasadas, futuros potenciales o líneas de tiempo paralelas. Al acceder a estos niveles, el practicante puede identificar eventos o experiencias que han dejado una huella energética y trabajar para liberarlas. Este proceso no altera los eventos en sí, pero transforma la forma en que sus energías afectan al receptor en el presente.

El sonido es una herramienta vibracional efectiva en esta práctica. Cantar mantras específicos, como "OM" o tonos arcturianos canalizados, ayuda a sincronizar al practicante con las frecuencias superiores. Instrumentos como cuencos de cristal o diapasones también pueden usarse para generar vibraciones que resuenen con las dimensiones interdimensionales, amplificando la sanación.

La protección energética es crucial durante la sanación interdimensional. Antes de comenzar, el practicante puede visualizar una esfera de luz blanca o dorada rodeándolo, actuando como un escudo que permite solo las energías más elevadas y puras. Además, la invocación de guías arcturianos o maestros espirituales asegura que la sesión se lleve a cabo en un espacio de seguridad y claridad.

Al concluir la sesión, es importante cerrar conscientemente el trabajo interdimensional. El practicante puede visualizar que el portal de luz se cierra suavemente, sellando las energías trabajadas y asegurando que el receptor permanezca equilibrado y protegido. También se recomienda realizar una conexión a tierra para integrar las energías transformadas en el plano físico.

Los efectos de la sanación interdimensional son profundos y multifacéticos. El receptor no solo experimenta alivio de bloqueos o desequilibrios, sino que también puede sentir una mayor claridad, paz y conexión con su propósito superior. Este trabajo también impacta positivamente en el campo energético colectivo, contribuyendo al equilibrio planetario y universal.

Los Arcturianos enseñan que la sanación interdimensional es un recordatorio de nuestra naturaleza multidimensional y de nuestra capacidad para transformar las energías que afectan nuestra experiencia presente. A medida que el practicante profundiza en esta práctica, no solo expande su comprensión del universo energético, sino que también se convierte en un canal más poderoso para las frecuencias superiores, llevando luz y armonía a todos los niveles de la existencia.

Este trabajo es tanto un arte como una ciencia espiritual, una invitación a explorar las infinitas posibilidades de la sanación y la transformación desde las dimensiones más elevadas hasta el plano físico. La sanación interdimensional no solo conecta al practicante con el universo, sino que también lo recuerda como una parte integral y activa de su tejido energético.

Capítulo 18
Maestros y Símbolos Arcturianos

En el sistema holístico de sanación arcturiana, el trabajo con maestros es una práctica profundamente transformadora que conecta al practicante con guías espirituales y seres de alta vibración. Los maestros arcturianos, así como otros guías multidimensionales, actúan como aliados en el proceso de sanación, proporcionando orientación, energía y apoyo en los niveles más elevados de conciencia. Este trabajo fortalece la conexión espiritual del practicante, eleva su vibración y amplifica su capacidad para canalizar y dirigir energías superiores.

Los Arcturianos enseñan que los maestros están siempre disponibles para ofrecer su asistencia, pero la conexión consciente requiere intención y apertura por parte del practicante. El trabajo con estos guías no se basa en un acto pasivo de recibir, sino en una colaboración activa y respetuosa que reconoce la autonomía y el poder interno del practicante.

El primer paso para trabajar con maestros es establecer una intención clara. El practicante puede formular una petición específica, como "Busco la guía de los maestros arcturianos para sanar este bloqueo" o "Invoco la presencia de mis guías para recibir orientación en este desafío". Esta intención no solo actúa como un puente vibracional, sino que también asegura que la conexión se realice en alineación con el mayor bien del practicante.

La preparación energética es fundamental antes de iniciar una práctica con maestros. Esto incluye limpiar el campo áurico, equilibrar los chakras y conectar a tierra. Crear un espacio sagrado, tanto físico como energético, también es importante. Esto puede lograrse encendiendo velas, utilizando cristales, colocando símbolos sagrados o reproduciendo música de alta frecuencia para elevar la vibración del entorno.

La meditación es una de las herramientas más efectivas para establecer contacto con los maestros. Durante esta práctica, el practicante puede visualizar una luz brillante que desciende desde las dimensiones superiores hacia su coronilla, llenándolo de una sensación de paz y claridad. Mientras se sumerge en este estado, puede imaginar la presencia de los maestros arcturianos o de otros guías, sintiendo su energía y apertura a su comunicación.

La comunicación con los maestros puede manifestarse de diversas maneras, dependiendo de la sensibilidad y el canal intuitivo del practicante. Algunas personas pueden recibir mensajes en forma de palabras o frases, mientras que otras experimentan imágenes, sensaciones físicas o simplemente un conocimiento intuitivo. Es importante confiar en estas percepciones, incluso si al principio parecen sutiles o vagas, ya que con la práctica se vuelven más claras y consistentes.

Los símbolos sagrados arcturianos son herramientas poderosas para trabajar con maestros. Cada símbolo contiene una frecuencia específica que facilita la conexión con estos seres de luz. Durante una sesión, el practicante puede visualizar un símbolo flotando frente a él o trazarlo con sus manos en el espacio energético. Este acto no solo establece un puente vibracional, sino que también amplifica la recepción de energía y orientación de los maestros.

El uso del sonido es otra técnica eficaz para fortalecer la conexión con los maestros. Cantar mantras, como "OM" o tonos arcturianos canalizados, genera una vibración que resuena con las dimensiones superiores. Instrumentos como cuencos de cristal o campanas también pueden usarse para elevar la frecuencia del practicante y del espacio, facilitando la comunicación con los guías.

La escritura canalizada es una práctica avanzada que permite recibir mensajes directos de los maestros. Durante una meditación, el practicante puede tener a mano papel y bolígrafo, permitiendo que las palabras fluyan sin filtrar ni analizar. Este proceso no solo proporciona orientación clara, sino que también actúa como un registro tangible de la interacción con los maestros.

El trabajo con maestros no se limita a la recepción de mensajes, sino que también incluye la colaboración en prácticas de sanación. Durante una sesión, el practicante puede invocar a los maestros para que canalicen energía hacia el receptor o guíen la dirección de la sesión. Esta colaboración no solo potencia la sanación, sino que también eleva la vibración del practicante y fortalece su confianza en sus habilidades.

Es importante que el practicante desarrolle discernimiento en el trabajo con maestros. Aunque estos guías operan desde frecuencias elevadas, el practicante debe confiar en su intuición para asegurarse de que la conexión se realice con seres alineados con el amor y la luz. Los Arcturianos enseñan que cualquier mensaje o energía que genere miedo, confusión o duda no proviene de un maestro verdadero, y debe ser liberado con gratitud y firmeza.

Al finalizar una práctica, es esencial expresar gratitud hacia los maestros por su guía y apoyo. Este acto no solo refuerza la conexión vibracional, sino que también mantiene un flujo equilibrado de energía entre el practicante y los guías. Además, cerrar conscientemente la sesión asegura que el practicante regrese a su estado físico completamente presente y conectado a tierra.

Los beneficios del trabajo con maestros son profundos y multifacéticos. Además de recibir orientación y sanación, el practicante desarrolla una conexión más profunda con su propio ser superior y con las dimensiones superiores. Este trabajo también fortalece la confianza, la claridad y la capacidad del practicante para actuar como un canal consciente de luz y amor.

Los Arcturianos nos recuerdan que el trabajo con maestros es una expresión de la interconexión universal. Al colaborar con estos guías, el practicante no solo eleva su propia vibración, sino que también contribuye al equilibrio y la evolución del campo energético colectivo. Este proceso es un recordatorio de que nunca estamos solos en nuestro camino, sino que siempre estamos rodeados de seres que desean apoyarnos y guiarnos hacia nuestra máxima expresión.

El trabajo con maestros es una invitación a explorar la profundidad de nuestra conexión espiritual y a recordar nuestra capacidad para interactuar con el universo desde un lugar de amor, confianza y claridad. A través de esta práctica, el practicante no solo transforma su propia experiencia, sino que también se convierte en un faro de luz para quienes lo rodean, irradiando las frecuencias más elevadas de armonía y sanación.

Los símbolos arcturianos son portales vibracionales que conectan al practicante con las energías superiores, facilitando la sanación, la armonización y la expansión espiritual. Estos patrones sagrados, transmitidos desde dimensiones elevadas, no solo contienen frecuencias específicas, sino que también actúan como mapas energéticos que guían el flujo de energía en el sistema del receptor. En el sistema holístico de sanación arcturiana, el uso consciente de estos símbolos permite desbloquear potenciales latentes, transmutar densidades y reforzar la conexión con las dimensiones superiores.

Los Arcturianos enseñan que cada símbolo tiene una firma energética única, diseñada para interactuar con aspectos específicos del campo energético humano. Algunos símbolos promueven la limpieza y la protección, mientras que otros activan el cuerpo de luz, equilibran los chakras o fortalecen la conexión con el ser superior. Al trabajar con estos símbolos, el practicante no solo canaliza las energías asociadas, sino que también eleva su propia vibración al alinearse con las frecuencias superiores que representan.

El primer paso para trabajar con símbolos arcturianos es familiarizarse con su energía y significado. Aunque algunos símbolos pueden transmitirse a través de enseñanzas específicas, muchos practicantes descubren nuevos patrones intuitivamente durante meditaciones o canalizaciones. Es fundamental abordar este proceso con apertura y respeto, reconociendo que cada símbolo es una herramienta sagrada que debe usarse con intención clara y alineada con el mayor bien.

La activación de un símbolo es esencial para desbloquear su potencial vibracional. Esto puede hacerse visualizando el símbolo flotando frente al practicante o trazándolo con las manos en el aire. Mientras se activa, el practicante establece una intención clara que guía el propósito del símbolo, como "Este símbolo activa la armonización de mi campo energético" o "Este patrón fortalece mi conexión con las dimensiones superiores."

Durante una sesión de sanación, los símbolos pueden aplicarse directamente al campo energético del receptor. Por ejemplo, un símbolo de limpieza puede visualizarse sobre el chakra raíz para liberar bloqueos, mientras que un patrón de activación puede colocarse en el tercer ojo para estimular la intuición. Los Arcturianos enseñan que la intención del practicante, combinada con la energía del símbolo, es lo que crea el impacto vibracional en el receptor.

El uso de símbolos en combinación con otras herramientas, como cristales o sonido, amplifica su efectividad. Por ejemplo, un símbolo de protección puede trazarse mientras se utiliza un cuarzo transparente para sellar el campo energético del receptor, o un patrón de activación puede combinarse con el sonido de un cuenco tibetano para potenciar su resonancia. Estas combinaciones no solo intensifican el flujo de energía, sino que también crean una experiencia de sanación más completa y armoniosa.

Los símbolos también pueden integrarse en meditaciones y visualizaciones. Durante una práctica meditativa, el practicante puede imaginarse rodeado por un patrón geométrico específico, permitiendo que su energía impregne todo su campo energético. Esta visualización no solo refuerza la conexión con las frecuencias superiores, sino que también actúa como una limpieza y armonización profunda del sistema.

En la sanación de espacios, los símbolos arcturianos son herramientas valiosas para elevar la vibración de un entorno. Un practicante puede trazar un símbolo de limpieza en las esquinas de una habitación, o colocar representaciones físicas de los patrones en puntos estratégicos para mantener el equilibrio energético. Esta práctica es especialmente útil en lugares donde se perciben energías densas o desequilibrios frecuentes.

El uso de símbolos no se limita al trabajo directo con energía. También pueden incorporarse en el arte, la escritura o como parte de altares y espacios sagrados. Por ejemplo, un practicante puede dibujar un símbolo en un diario como parte de una intención específica, o usarlo como un talismán para llevar consigo durante el día. Estos actos simples mantienen al practicante conectado con las frecuencias del símbolo y refuerzan su impacto en la vida diaria.

La creación intuitiva de nuevos símbolos es una práctica avanzada en el sistema arcturiano. Los practicantes que han desarrollado una conexión profunda con las dimensiones superiores pueden recibir patrones únicos durante meditaciones o canalizaciones. Estos símbolos, aunque personales en su origen, contienen frecuencias universales que pueden compartirse y aplicarse en contextos de sanación o desarrollo espiritual.

Es importante recordar que el trabajo con símbolos arcturianos requiere respeto y responsabilidad. Los Arcturianos enseñan que estos patrones no son herramientas para manipular o imponer energías, sino medios para colaborar con las frecuencias superiores en beneficio del practicante y del colectivo. Usarlos con una intención pura y ética asegura que su impacto sea positivo y transformador.

El impacto de los símbolos arcturianos es profundo y multifacético. Al trabajar con ellos, el practicante no solo accede a niveles elevados de sanación y conexión espiritual, sino que también contribuye al equilibrio energético del entorno y al bienestar colectivo. Estos patrones actúan como recordatorios tangibles de la interconexión universal y del potencial vibracional que reside en cada ser.

Los Arcturianos nos recuerdan que los símbolos no son solo herramientas externas, sino también representaciones de energías que ya existen dentro de nosotros. Al trabajar con estos patrones, el practicante no solo canaliza frecuencias superiores, sino que también activa aspectos latentes de su propia energía, recordando su capacidad innata para sanar, transformar y manifestar armonía.

El trabajo con símbolos arcturianos es una invitación a explorar las profundidades del universo vibracional y a descubrir nuevas formas de colaborar con las energías superiores. A través de esta práctica, el practicante no solo eleva su propia vibración, sino que también se convierte en un puente entre las dimensiones, irradiando luz y equilibrio hacia el mundo que lo rodea.

Capítulo 19
Reconstrucción del ADN Energético y Sanación Ancestral

La reconstrucción del ADN energético es una práctica avanzada en el sistema holístico de sanación arcturiana que busca restaurar y activar las frecuencias más elevadas codificadas en el ADN sutil. Este ADN no se refiere únicamente a la estructura física que conocemos, sino a un patrón energético que contiene la memoria y el potencial vibracional de nuestra esencia multidimensional. Los Arcturianos enseñan que al trabajar con el ADN energético, es posible liberar bloqueos profundos, activar capacidades latentes y alinear al practicante con su propósito superior.

El ADN energético es un puente entre el cuerpo físico y las dimensiones superiores, una matriz que guarda información no solo de esta vida, sino de vidas pasadas, líneas de tiempo paralelas y el potencial futuro del ser. Sin embargo, factores como traumas, creencias limitantes y energías densas pueden distorsionar este patrón, impidiendo que se manifieste en su plenitud. La reconstrucción del ADN energético permite eliminar estas distorsiones, restaurando su vibración original y desbloqueando niveles superiores de conciencia y sanación.

El primer paso en esta práctica es conectar conscientemente con el ADN energético. Esto comienza con una meditación guiada en la que el practicante visualiza una hélice de luz dorada que representa su ADN energético. A medida que se enfoca en esta imagen, puede imaginar que la luz comienza a expandirse, envolviendo todo su campo energético y despertando las frecuencias latentes.

La respiración consciente es una herramienta fundamental para trabajar con el ADN energético. Durante la práctica, el practicante puede inhalar profundamente, imaginando que la luz dorada fluye hacia su sistema, limpiando y revitalizando cada hebra de su ADN energético. Al exhalar, puede visualizar que libera cualquier energía o patrón que distorsione este flujo vibracional. Este ciclo de respiración no solo fortalece la conexión, sino que también activa el proceso de reconstrucción.

El uso de frecuencias arcturianas es esencial en esta práctica. Los Arcturianos enseñan que ciertas vibraciones, como la luz violeta y dorada, resuenan directamente con el ADN energético, facilitando su reparación y activación. Durante una sesión, el practicante puede visualizar un rayo de luz arcturiana fluyendo hacia su ADN, reparando cualquier interrupción en su patrón energético y activando su potencial más elevado.

La geometría sagrada también juega un papel clave en la reconstrucción del ADN energético. Patrones como la Flor de la Vida o el Cubo de Metatrón pueden visualizarse girando alrededor de la hélice energética, estabilizando su estructura y alineándola con las frecuencias superiores. Estos patrones actúan como matrices de perfección que guían el flujo energético hacia un estado óptimo.

Los sonidos y mantras específicos son herramientas vibracionales que amplifican el impacto de esta práctica. El canto de tonos sagrados, como "RA" o "OM", o el uso de cuencos de cristal en frecuencias elevadas, genera una resonancia que penetra profundamente en el sistema del ADN energético. Estos sonidos no solo limpian las distorsiones, sino que también despiertan códigos dormidos que contienen sabiduría ancestral y capacidades espirituales.

El trabajo con cristales es otro componente importante. Cristales como la selenita, el cuarzo transparente y la labradorita resuenan directamente con las frecuencias del ADN energético. Durante una sesión, el practicante puede colocar estos cristales en puntos estratégicos del cuerpo, como el chakra corona o el plexo solar, para amplificar el flujo energético y estabilizar el proceso de reconstrucción.

La escritura canalizada también puede ser útil para trabajar con el ADN energético. Durante una meditación, el practicante puede permitir que fluyan palabras o símbolos que representen los patrones vibracionales de su ADN. Escribir estos mensajes no solo ayuda a integrar el proceso, sino que también actúa como un recordatorio tangible de las energías activadas.

La reconstrucción del ADN energético no es un proceso inmediato, sino un camino gradual que requiere paciencia y dedicación. Los Arcturianos enfatizan que cada práctica profundiza la conexión con el patrón energético, liberando capas de densidad y activando nuevas frecuencias. Este trabajo puede traer consigo cambios significativos en la percepción, la intuición y el bienestar general del practicante.

Además, este proceso tiene un impacto más allá del individuo. A medida que el practicante reconstruye y activa su ADN energético, irradia frecuencias más elevadas hacia su entorno, contribuyendo al equilibrio colectivo y al bienestar planetario. Este trabajo es un recordatorio de que la transformación personal y la evolución colectiva están intrínsecamente conectadas.

La integración es una parte crucial de esta práctica. Después de trabajar con el ADN energético, el practicante debe dedicar tiempo a descansar, hidratarse y conectarse con la Tierra. Esto asegura que las nuevas frecuencias se asienten de manera armoniosa en su sistema y que el proceso de activación continúe incluso después de la sesión.

La reconstrucción del ADN energético es una invitación a recordar nuestra verdadera naturaleza como seres multidimensionales y a acceder a nuestro potencial ilimitado. A través de esta práctica, el practicante no solo transforma su propia experiencia, sino que también contribuye a la creación de un mundo más armonioso y vibrante, en alineación con las frecuencias superiores del universo.

Los Arcturianos nos recuerdan que trabajar con el ADN energético es un acto de amor y autodescubrimiento. Cada hebra energética activada es un paso hacia una mayor conexión con el yo superior y con el flujo universal. Esta práctica, profundamente transformadora, es un camino hacia la plenitud, la sanación y la expansión espiritual.

La sanación ancestral es una práctica poderosa en el sistema holístico de sanación arcturiana que aborda los patrones energéticos y emocionales heredados a través de las generaciones. Los Arcturianos enseñan que las experiencias, creencias y traumas de nuestros ancestros no solo permanecen en la memoria genética, sino también en los campos energéticos de sus descendientes, influyendo en su bienestar físico, emocional y espiritual. La sanación de estas energías heredadas no solo libera al individuo, sino que también transforma todo el linaje y contribuye al equilibrio colectivo.

El fundamento de la sanación ancestral radica en la interconexión de las almas dentro de una línea de sangre. Cada miembro de un linaje comparte un campo energético común que contiene tanto sabiduría y dones como heridas y bloqueos. Estas energías pueden manifestarse como patrones repetitivos en las relaciones, la salud o las circunstancias de vida, señalando la necesidad de sanar y liberar.

El primer paso en esta práctica es reconocer y honrar la conexión con los ancestros. Antes de iniciar cualquier trabajo energético, el practicante puede dedicar un momento para expresar gratitud hacia sus antepasados, reconociendo sus sacrificios, sus logros y su influencia en su propia existencia. Este acto de respeto crea un espacio sagrado para la sanación y refuerza la intención de trabajar en alineación con el mayor bien de todo el linaje.

La meditación es una herramienta clave para conectarse con las energías ancestrales. Durante una práctica meditativa, el practicante puede visualizar una cadena de luz que se extiende hacia atrás en el tiempo, representando a cada uno de sus ancestros. A medida que se enfoca en esta cadena, puede invocar a los guías arcturianos para que lo acompañen en el proceso, proporcionando claridad, protección y apoyo energético.

El uso de símbolos arcturianos específicos amplifica la sanación ancestral. Por ejemplo, un símbolo de liberación puede visualizarse flotando sobre la cadena ancestral, disolviendo patrones densos y permitiendo que el flujo de energía vuelva a su estado natural. Estos símbolos no solo limpian las energías heredadas, sino que también activan frecuencias que fortalecen los aspectos positivos del linaje.

El trabajo con frecuencia vibracional es otra técnica fundamental. Durante una sesión, el practicante puede imaginar que un rayo de luz dorada fluye desde las dimensiones superiores hacia la cadena ancestral, limpiando bloqueos y restaurando el equilibrio. Esta luz actúa como un catalizador, transmutando las energías densas en vibraciones elevadas y armoniosas.

La escritura introspectiva también puede ser una herramienta útil para explorar patrones ancestrales. Al reflexionar sobre preguntas como "¿Qué patrones observo en mi familia que deseo transformar?" o "¿Qué legado emocional siento que llevo?", el practicante puede identificar áreas específicas que necesitan atención. Esta práctica no solo aporta claridad, sino que también abre un canal de comunicación con las energías ancestrales.

Los cristales son aliados poderosos en la sanación ancestral. Piedras como la amatista, la obsidiana y la labradorita resuenan con frecuencias que ayudan a liberar patrones heredados y a proteger el campo energético del practicante. Durante una sesión, estos cristales pueden colocarse sobre el chakra raíz o en un altar dedicado a los ancestros, amplificando el impacto de la práctica.

El sonido es otra herramienta vibracional que facilita la sanación ancestral. Cantar mantras, utilizar tambores o tocar cuencos tibetanos genera frecuencias que resuenan profundamente con las energías heredadas, ayudando a liberar bloqueos y a restaurar el equilibrio. Por ejemplo, el tambor, con su ritmo constante, puede actuar como un puente vibracional que conecta al practicante con las raíces de su linaje.

El perdón es un componente esencial de la sanación ancestral. Muchos de los patrones heredados están vinculados a heridas emocionales que necesitan ser liberadas. Durante una sesión, el practicante puede visualizarse enviando luz y compasión hacia los ancestros asociados con estas heridas, expresando intenciones de perdón y liberación. Este acto no solo alivia el peso del linaje, sino que también libera al practicante de las cargas energéticas asociadas.

La integración de los dones ancestrales es tan importante como la liberación de los patrones densos. Los Arcturianos enseñan que cada linaje tiene sabiduría, fortalezas y cualidades únicas que pueden ser activadas y honradas. Durante una meditación, el practicante puede visualizar que recibe estas energías positivas, integrándolas en su campo energético como un recurso para su vida diaria.

La sanación ancestral no solo beneficia al practicante, sino que también irradia hacia las generaciones futuras. Al liberar patrones heredados, el practicante interrumpe ciclos energéticos disfuncionales, creando un espacio para que sus descendientes vivan en mayor equilibrio y armonía. Este trabajo es un regalo para todo el linaje, un acto de servicio que trasciende el tiempo y el espacio.

Los Arcturianos nos recuerdan que la sanación ancestral es un proceso continuo, un viaje de liberación y conexión que requiere paciencia y compasión. Cada práctica profundiza la relación del practicante con su linaje y refuerza su conexión con las energías universales.

En última instancia, la sanación ancestral es un acto de amor y reconciliación, una oportunidad para transformar las energías heredadas en una fuente de fuerza y sabiduría. A través de esta práctica, el practicante no solo honra a sus ancestros, sino que también se convierte en un puente entre el pasado y el futuro, irradiando luz y equilibrio hacia todas las generaciones de su linaje.

Capítulo 20
Sonido y Sanación del Corazón

El sonido es una de las herramientas más poderosas en el sistema holístico de sanación arcturiana, un vehículo vibracional capaz de penetrar profundamente en el campo energético y reconfigurarlo a nivel celular y multidimensional. La integración del sonido en las prácticas de sanación permite desbloquear energía estancada, restaurar el equilibrio vibracional y facilitar conexiones con las frecuencias superiores. Los Arcturianos enseñan que el sonido, cuando se utiliza con intención consciente, es un puente directo hacia la sanación y la transformación.

Cada sonido genera una vibración que interactúa con el cuerpo físico, emocional y energético. Las frecuencias armónicas tienen el poder de disolver bloqueos, activar centros energéticos y alinear al practicante con su ser superior. Esta capacidad única convierte al sonido en una herramienta versátil y efectiva en cualquier etapa del proceso de sanación.

El primer paso para trabajar con sonido es comprender su impacto en el sistema energético. Los tonos bajos y profundos, como los generados por los tambores o cuencos tibetanos grandes, resuenan con los chakras inferiores, promoviendo la conexión a tierra y la estabilidad. Por otro lado, los tonos más altos, como los producidos por cuencos de cristal o campanas, estimulan los chakras superiores, facilitando la claridad mental y la expansión espiritual.

La respiración es un componente clave en la integración del sonido. Antes de utilizar cualquier herramienta vibracional, el practicante puede realizar respiraciones profundas para sintonizarse con su propio flujo energético. Al inhalar, puede imaginar que el sonido comienza a resonar en su campo, preparando su sistema para recibir las frecuencias. Al exhalar, puede visualizar que libera bloqueos o tensiones, permitiendo que el sonido trabaje de manera más efectiva.

Una de las herramientas más comunes en la sanación con sonido es el uso de cuencos tibetanos y de cristal. Estos instrumentos generan tonos puros que penetran profundamente en el cuerpo y el campo energético, promoviendo un estado de relajación y equilibrio. Durante una sesión, el practicante puede tocar un cuenco cerca del receptor, permitiendo que las ondas sonoras interactúen directamente con su sistema energético.

El canto de mantras es otra técnica poderosa para integrar el sonido en la sanación. Los mantras son fórmulas vibracionales que contienen frecuencias específicas diseñadas para armonizar el sistema energético. Por ejemplo, el mantra "OM" resuena con la frecuencia universal, creando una sensación de unidad y conexión. Al repetir un mantra, el practicante no solo trabaja con el sonido externo, sino también con la vibración interna de su propia voz, amplificando su impacto.

El tambor chamánico es una herramienta ancestral que también se utiliza en las prácticas arcturianas. Su ritmo constante y profundo resuena con los latidos del corazón, creando un efecto estabilizador en el campo energético. Durante una sesión, el tambor puede tocarse cerca de áreas específicas del cuerpo o en un patrón rítmico que invite a la energía a moverse y fluir.

El uso de diapasones es una técnica más precisa dentro de la sanación con sonido. Estos instrumentos generan frecuencias específicas que pueden aplicarse directamente en puntos energéticos o chakras. Por ejemplo, un diapasón sintonizado en una frecuencia relacionada con el chakra corazón puede colocarse sobre este centro, permitiendo que la vibración penetre profundamente y promueva su equilibrio.

La música de alta frecuencia es otra herramienta útil para integrar el sonido en las prácticas de sanación. Piezas diseñadas con frecuencias como 432 Hz o 528 Hz tienen propiedades específicas que facilitan la relajación, la armonización y la sanación. Estas frecuencias pueden reproducirse como fondo durante una sesión o escucharse en meditaciones personales para fortalecer la conexión con las energías superiores.

El sonido no solo actúa sobre el receptor, sino también sobre el espacio donde se realiza la práctica. Los Arcturianos enseñan que el sonido limpia y eleva la vibración del entorno, creando un espacio sagrado donde las energías pueden fluir libremente. Tocar instrumentos como campanas o carrillones en las esquinas de una habitación es una forma efectiva de preparar el espacio antes de una sesión de sanación.

La integración del sonido en las visualizaciones amplifica su impacto vibracional. Durante una meditación, el practicante puede imaginar un patrón geométrico sagrado, como la Flor de la Vida, vibrando al ritmo de un sonido específico. Esta combinación no solo intensifica la experiencia, sino que también potencia la armonización y la activación del campo energético.

El uso de sonido en la sanación no se limita a instrumentos o técnicas externas. La voz del practicante es una herramienta poderosa en sí misma, capaz de canalizar frecuencias elevadas hacia el receptor. Los Arcturianos enseñan que cantar, tararear o incluso emitir sonidos intuitivos durante una sesión actúa como un canal directo de las energías superiores, adaptándose a las necesidades específicas del receptor.

La integración del sonido en las prácticas de sanación también requiere un cierre consciente. Después de trabajar con frecuencias intensas, el practicante puede tocar un instrumento suave o cantar un mantra calmante para estabilizar el campo energético del receptor. Este acto no solo asegura una transición armoniosa, sino que también sella las energías trabajadas, permitiendo que los efectos de la sanación se integren de manera profunda y duradera.

El sonido es una expresión vibracional del universo, un recordatorio de nuestra conexión con todo lo que existe. Al integrarlo en las prácticas de sanación, el practicante no solo transforma su propio campo energético, sino que también contribuye al equilibrio y la armonía del colectivo. Esta herramienta vibracional, utilizada con intención y conciencia, es un camino hacia la

El corazón es el centro energético donde convergen las dimensiones física, emocional, mental y espiritual. Es el lugar donde reside la capacidad de experimentar el amor incondicional, la compasión y la conexión con todo lo que existe. En el sistema holístico de sanación arcturiana, la sanación del corazón es una práctica central que permite liberar bloqueos emocionales, restaurar la armonía interna y desbloquear el flujo natural de energía en el campo vibracional.

Los Arcturianos enseñan que el chakra corazón, o Anahata, actúa como un puente entre los chakras inferiores, que se centran en la conexión con la Tierra y las necesidades físicas, y los chakras superiores, que promueven la expansión espiritual y la conexión con las dimensiones elevadas. Por esta razón, la sanación del corazón no solo transforma el bienestar emocional, sino que también fortalece el equilibrio y la alineación energética en todos los niveles.

El primer paso en la sanación del corazón es crear un espacio seguro para la exploración y la liberación emocional. Esto puede lograrse mediante prácticas de preparación, como la limpieza del campo energético, el uso de cristales específicos y la creación de un entorno tranquilo y armonioso. Los Arcturianos recomiendan elementos como cuarzo rosa, velas de luz cálida y música suave para elevar la vibración del espacio.

La autoobservación consciente es una herramienta clave para identificar los bloqueos emocionales asociados con el corazón. El practicante puede reflexionar sobre patrones recurrentes de tristeza, miedo o resentimiento que puedan estar afectando su capacidad para dar y recibir amor. Estas emociones, aunque a menudo dolorosas, son portales hacia la transformación y la liberación.

Una técnica esencial para trabajar con el corazón es la respiración consciente dirigida hacia el centro del pecho. Durante esta práctica, el practicante puede imaginar que cada inhalación lleva una luz verde o rosa hacia el chakra corazón, llenándolo de energía vibrante y sanadora. Con cada exhalación, puede visualizar que libera cualquier densidad o bloqueo, permitiendo que el flujo energético se restablezca.

El uso de frecuencias arcturianas es fundamental en la sanación del corazón. Durante una meditación, el practicante puede visualizar un rayo de luz dorada o esmeralda descendiendo desde las dimensiones superiores hacia su chakra corazón. Esta luz trabaja para disolver bloqueos emocionales, sanar heridas profundas y activar el potencial del amor incondicional.

Los símbolos sagrados también son herramientas poderosas para la sanación del corazón. Patrones como la Flor de la Vida o el Corazón Sagrado pueden visualizarse girando suavemente en el centro del pecho, equilibrando y armonizando las energías. Los Arcturianos enseñan que estos símbolos actúan como portales vibracionales, amplificando el impacto de las frecuencias superiores en el corazón.

El sonido es otra herramienta vibracional que resuena profundamente con el corazón. Los mantras, como "YAM", asociado con el chakra corazón, o tonos específicos generados por cuencos tibetanos o de cristal, pueden utilizarse durante una sesión de sanación. Estos sonidos no solo desbloquean energías estancadas, sino que también invitan a la vibración del amor y la compasión a fluir libremente.

La visualización creativa es una técnica transformadora en este trabajo. Durante una meditación, el practicante puede imaginar un jardín interior en su corazón, lleno de luz y colores vibrantes. Puede visualizar cómo este espacio florece con cada respiración, representando la expansión del amor y la sanación interna. Este proceso no solo fortalece la conexión con el corazón, sino que también proporciona una sensación de paz y plenitud.

El perdón es un componente esencial de la sanación del corazón. Muchas de las heridas emocionales están ligadas a eventos pasados o relaciones difíciles. Durante una sesión, el practicante puede visualizar que envía luz y compasión a estas experiencias, liberándolas de su campo energético. Este acto no implica justificar las acciones pasadas, sino liberar su impacto emocional para restaurar el equilibrio interno.

El contacto físico consciente también puede apoyar la sanación del corazón. Colocar una mano sobre el centro del pecho mientras se repiten afirmaciones como "Estoy abierto al amor incondicional" o "Mi corazón está en equilibrio y armonía" amplifica la conexión con este centro energético. Este gesto simple actúa como un recordatorio tangible de la intención de sanar y fortalecer el corazón.

El trabajo con el corazón no solo beneficia al practicante, sino que también irradia hacia su entorno. Los Arcturianos enseñan que un corazón abierto y equilibrado emite una vibración elevada que influye positivamente en quienes lo rodean, creando un efecto de sanación colectiva. Este impacto se siente no solo en las relaciones personales, sino también en el equilibrio energético del colectivo.

La integración es una etapa crucial en la sanación del corazón. Después de trabajar con este centro energético, el practicante debe tomarse el tiempo para reflexionar, descansar y permitir que las nuevas energías se asienten. Las prácticas de conexión a tierra, como caminar descalzo o meditar en contacto con la naturaleza, ayudan a estabilizar el flujo energético y a integrar la sanación en la vida diaria.

La sanación del corazón es un viaje continuo, una invitación a explorar y abrazar la esencia del amor incondicional que reside en cada ser. Los Arcturianos nos recuerdan que este trabajo no solo transforma la experiencia personal, sino que también contribuye al equilibrio y la armonía del mundo.

El corazón, como centro de conexión y compasión, es un recordatorio de nuestra naturaleza más pura y divina. Al sanar y activar este centro energético, el practicante no solo libera su potencial interno, sino que también irradia luz y amor hacia todo lo que lo rodea, creando un impacto profundo y duradero en todos los niveles de existencia.

Capítulo 21
Alineación Cósmica y Sanación Animal

La alineación planetaria es un concepto fundamental dentro del sistema holístico de sanación arcturiana, que explora la relación entre los ciclos planetarios y el bienestar energético personal. Los Arcturianos enseñan que los cuerpos celestes emiten frecuencias específicas que influyen no solo en el entorno físico, sino también en el campo vibracional de los seres humanos. Al trabajar conscientemente con estas energías, el practicante puede sintonizarse con los ritmos universales, restaurar su equilibrio interno y potenciar su conexión con las dimensiones superiores.

Los ciclos planetarios no son solo eventos astronómicos; representan movimientos energéticos que afectan la conciencia colectiva y personal. Por ejemplo, la Luna, con su influencia cíclica, tiene un impacto directo en las emociones, mientras que los tránsitos de planetas como Júpiter o Saturno pueden simbolizar expansiones o desafíos en áreas específicas de la vida. Comprender estas dinámicas permite al practicante alinear su energía con estos flujos cósmicos, aprovechando su potencial para la sanación y el crecimiento espiritual.

El primer paso en la alineación planetaria es la observación consciente de los ciclos celestes. Esto incluye estar atento a eventos como lunas llenas, eclipses, equinoccios, solsticios y tránsitos planetarios importantes. Cada uno de estos eventos tiene un impacto energético único, que puede utilizarse para meditar, manifestar intenciones o liberar bloqueos emocionales.

La conexión con la Luna es especialmente poderosa en esta práctica. Durante la luna llena, el practicante puede realizar rituales de liberación, soltando energías densas o patrones limitantes que ya no le sirven. En contraste, la luna nueva es un momento ideal para establecer intenciones y sembrar nuevas ideas. Visualizar la luz de la Luna entrando en el campo energético del practicante puede amplificar estas prácticas, armonizando las energías internas con las frecuencias lunares.

El Sol, como fuente principal de energía, también desempeña un papel crucial en la alineación planetaria. Durante los solsticios y equinoccios, los practicantes pueden trabajar con la energía del Sol para equilibrar su campo energético. Por ejemplo, en el solsticio de verano, se pueden canalizar las frecuencias solares para potenciar la vitalidad y el crecimiento, mientras que en el solsticio de invierno, la introspección y la restauración energética son el enfoque.

La respiración consciente y la meditación son herramientas clave para trabajar con las energías planetarias. Durante una sesión, el practicante puede visualizar un rayo de luz que conecta su cuerpo con el planeta o ciclo celestial correspondiente. Por ejemplo, en un tránsito de Venus, puede imaginar una luz verde o rosa, asociada con el amor y la conexión, fluyendo hacia su chakra corazón. Esta práctica no solo alinea la energía del practicante con las frecuencias planetarias, sino que también activa el potencial transformador de estas influencias.

El uso de geometría sagrada amplifica la alineación con los ciclos celestes. Durante una práctica, el practicante puede visualizar patrones geométricos como la Flor de la Vida o el Merkaba girando alrededor de su cuerpo, sincronizándose con las energías planetarias. Estos patrones no solo equilibran el campo energético, sino que también crean un puente vibracional hacia los ritmos universales.

Los cristales también son aliados valiosos en la alineación planetaria. Piedras como la labradorita, la amatista y el cuarzo citrino resuenan con energías celestes específicas y pueden utilizarse para amplificar la conexión con los ciclos planetarios. Colocar un cristal bajo la luz de la luna llena o cerca del practicante durante una meditación potencia su vibración y facilita la sintonización con las energías cósmicas.

El sonido es otra herramienta poderosa para trabajar con la alineación planetaria. Los cuencos tibetanos, diapasones o incluso el canto de mantras específicos generan frecuencias que resuenan con las energías celestes. Por ejemplo, durante un eclipse, tocar un cuenco tibetano puede ayudar a estabilizar el campo energético, permitiendo al practicante integrar las transformaciones asociadas con este evento.

La escritura intuitiva y la reflexión también son prácticas útiles durante los ciclos planetarios. Al escribir sobre las energías que se perciben durante un evento celestial o sobre las intenciones que se desean manifestar, el practicante ancla estas energías en su experiencia consciente. Esta práctica no solo refuerza la conexión con los ritmos planetarios, sino que también proporciona claridad y propósito.

La alineación planetaria tiene un impacto profundo en el bienestar personal y colectivo. Al sintonizarse con los ritmos cósmicos, el practicante no solo experimenta una mayor armonía interna, sino que también contribuye al equilibrio energético de su entorno. Este trabajo es un recordatorio de la interconexión entre el ser humano y el universo, una invitación a co-crear con las fuerzas cósmicas para el bienestar y la expansión espiritual.

Los Arcturianos enseñan que la alineación planetaria es un acto de equilibrio y colaboración con el universo. Al comprender y trabajar con estas energías, el practicante no solo fortalece su conexión con el cosmos, sino que también accede a un flujo vibracional que apoya su evolución personal y colectiva.

Este trabajo no solo transforma al practicante, sino que también lo sitúa en sincronía con un propósito mayor, recordándole que es una parte integral de un vasto y dinámico tejido universal. La alineación planetaria es un camino hacia la armonía, la plenitud y la expansión espiritual, una práctica que conecta al practicante con los ritmos eternos del cosmos.

La sanación para animales es una práctica profundamente conectada con las frecuencias arcturianas, diseñada para armonizar y restaurar el equilibrio energético de los seres que comparten el mundo con nosotros. Los Arcturianos enseñan que los animales son receptores y emisores naturales de energía, y que su campo vibracional está estrechamente entrelazado con el de los humanos y con la Tierra misma. Trabajar con ellos desde la perspectiva de la sanación no solo beneficia su bienestar, sino que también fortalece la conexión espiritual entre especies.

Los animales, al igual que los humanos, tienen campos energéticos que pueden desequilibrarse debido a factores externos como el estrés, el entorno o enfermedades físicas. Sin embargo, su sensibilidad natural a las energías les permite responder rápidamente a las técnicas de sanación, especialmente aquellas que utilizan frecuencias elevadas como las arcturianas.

El primer paso en la sanación para animales es la preparación del espacio energético. Crear un ambiente tranquilo, seguro y libre de distracciones es fundamental para que el animal se sienta cómodo y abierto a recibir energía. Utilizar herramientas como música suave, cristales armonizantes como el cuarzo rosa, o incluso aromas naturales como la lavanda puede ayudar a elevar la vibración del entorno.

La conexión intuitiva es esencial en esta práctica. Antes de comenzar, el practicante debe tomarse un momento para sintonizarse con la energía del animal, observando su lenguaje corporal, su respiración y sus comportamientos. Este acto no solo establece un vínculo de confianza, sino que también permite al practicante identificar áreas específicas que necesitan atención energética.

El uso de las manos es una técnica clave en la sanación para animales. El practicante puede colocar sus manos a una distancia cómoda del cuerpo del animal, permitiendo que la energía fluya de manera natural. Durante este proceso, se puede visualizar un rayo de luz dorada o verde emanando de las manos, envolviendo al animal en una burbuja de energía sanadora. Es importante observar las respuestas del animal, como movimientos, relajación o cambios en la respiración, que indican que está absorbiendo la energía.

Las frecuencias arcturianas son particularmente efectivas en la sanación de animales. Durante una sesión, el practicante puede invocar estas energías superiores, visualizando un flujo de luz vibrante que se conecta con el campo energético del animal. Esta luz no solo trabaja para liberar bloqueos o tensiones, sino que también equilibra y fortalece su sistema energético.

El sonido es otra herramienta poderosa en esta práctica. Tocar suavemente un cuenco tibetano o cantar tonos calmantes puede generar vibraciones que resuenen con el campo energético del animal, promoviendo la relajación y la armonización. Por ejemplo, un gato puede responder a un tono bajo con ronroneos, mientras que un perro puede mostrar signos de calma y atención.

Los cristales también son aliados importantes en la sanación para animales. El cuarzo rosa, por ejemplo, resuena con energías de amor y compasión, mientras que la amatista promueve la relajación y la paz. Estos cristales pueden colocarse cerca del animal o sostenerse durante una sesión de sanación para amplificar el flujo energético.

La respiración consciente es una técnica que beneficia tanto al practicante como al animal. Durante una sesión, el practicante puede inhalar profundamente, imaginando que absorbe energía sanadora de las dimensiones superiores. Al exhalar, puede visualizar que esta energía fluye hacia el animal, envolviéndolo en un manto de luz vibrante. Este flujo rítmico de respiración refuerza la conexión energética y amplifica el impacto de la sanación.

La visualización es especialmente útil en el trabajo con animales que son tímidos o que no se sienten cómodos con el contacto físico. En estos casos, el practicante puede imaginar al animal rodeado de una esfera de luz dorada o verde, permitiendo que la energía fluya hacia él sin necesidad de interacción directa. Este enfoque es efectivo y respetuoso, especialmente para animales rescatados o con experiencias traumáticas previas.

La comunicación telepática es una habilidad avanzada en la sanación para animales. A medida que el practicante desarrolla su intuición, puede percibir impresiones o mensajes del animal, relacionados con sus necesidades o emociones. Estas comunicaciones no siempre son verbales; a menudo se experimentan como sensaciones, imágenes o un conocimiento interno. Esta conexión profunda no solo facilita la sanación, sino que también fortalece el vínculo espiritual entre el practicante y el animal.

La integración es una parte crucial de este proceso. Después de una sesión de sanación, es importante dar al animal tiempo para descansar y procesar las energías trabajadas. Los Arcturianos enseñan que la sanación para animales no siempre muestra resultados inmediatos, pero los efectos positivos continúan integrándose en su campo energético con el tiempo.

El impacto de esta práctica va más allá del bienestar individual del animal. Al trabajar con las energías de estos seres, el practicante también contribuye al equilibrio y la armonía del campo energético colectivo. Los animales, como guardianes naturales de la Tierra, actúan como catalizadores de energías elevadas, y su sanación beneficia a todo el ecosistema.

Los Arcturianos nos recuerdan que trabajar con animales es un acto de servicio amoroso, un recordatorio de la conexión sagrada entre todas las formas de vida. A través de la sanación para animales, el practicante no solo promueve su bienestar, sino que también participa en la creación de un mundo más armonioso, en alineación con las frecuencias superiores.

Este trabajo es una expresión de compasión y respeto, una oportunidad para profundizar en la relación entre humanos y animales mientras se contribuye al equilibrio energético universal. La sanación para animales no es solo una técnica; es un puente hacia una comprensión más profunda de la interconexión de toda la vida en el cosmos.

Capítulo 22
Protección y Liberación Energética

La protección energética es una práctica esencial dentro del sistema holístico de sanación arcturiana, diseñada para preservar la integridad del campo vibracional frente a influencias externas que puedan perturbar su equilibrio natural. Los Arcturianos enseñan que el entorno, las interacciones con otras personas e incluso ciertos pensamientos y emociones pueden generar energías densas que afectan el bienestar físico, emocional y espiritual. La protección energética no solo defiende el campo energético del practicante, sino que también fortalece su conexión con las frecuencias superiores.

El campo energético humano es dinámico y está en constante interacción con el entorno. Sin embargo, cuando este campo se expone a energías discordantes, pueden formarse fisuras o bloqueos que disminuyen su vibración. La protección energética no implica aislamiento, sino establecer límites vibracionales conscientes que permitan la interacción equilibrada con el entorno sin comprometer la armonía interna.

El primer paso en la protección energética es la limpieza del campo vibracional. Esto puede lograrse a través de técnicas como la visualización, la respiración consciente o el uso de herramientas como cristales y hierbas. Por ejemplo, un practicante puede imaginar una cascada de luz dorada fluyendo desde la coronilla hasta los pies, limpiando cualquier densidad o energía discordante. Este acto prepara el campo energético para recibir la protección necesaria.

La visualización de escudos energéticos es una técnica central en esta práctica. Durante una meditación, el practicante puede imaginarse rodeado de una esfera de luz blanca o dorada que actúa como una barrera protectora. Este escudo permite la entrada de energías elevadas mientras bloquea las influencias densas o negativas. Los Arcturianos recomiendan reforzar esta visualización diariamente, especialmente antes de entrar en entornos desafiantes.

El uso de símbolos arcturianos amplifica la protección energética. Símbolos como el Tetraedro Estelar o la Flor de la Vida pueden visualizarse flotando alrededor del campo energético, estabilizándolo y creando un escudo vibracional. Estos patrones no solo protegen, sino que también armonizan y fortalecen la energía del practicante.

Los cristales son herramientas valiosas en la protección energética. Piedras como la turmalina negra, la obsidiana y la labradorita tienen propiedades que repelen energías densas y sellan el campo energético. Colocar uno de estos cristales en un bolsillo, llevarlo como colgante o tenerlo en el lugar de trabajo refuerza la barrera protectora del practicante.

El sonido es otra técnica efectiva para la protección energética. Tocar un cuenco tibetano, utilizar campanas o entonar mantras genera vibraciones que limpian y refuerzan el campo energético. Por ejemplo, el mantra "OM" crea una resonancia que equilibra y protege la energía del practicante, creando un espacio seguro y vibrante.

La intención consciente es un componente esencial de cualquier práctica de protección energética. Antes de comenzar el día o de enfrentarse a situaciones energéticamente desafiantes, el practicante puede establecer una intención clara, como "Estoy protegido por la luz divina, y mi energía permanece en equilibrio." Este acto de intención no solo dirige la energía del practicante, sino que también fortalece su conexión con las frecuencias superiores.

El contacto con la naturaleza es otra forma de proteger y fortalecer el campo energético. Caminar descalzo sobre la hierba, abrazar un árbol o meditar al aire libre ayuda a liberar energías discordantes y a reconectarse con el flujo natural de la Tierra. Los Arcturianos enseñan que la Tierra actúa como un estabilizador vibracional, absorbiendo densidades y recargando el campo energético del practicante.

La protección energética también incluye el manejo consciente de las emociones y pensamientos. Los patrones de miedo, enojo o ansiedad generan fisuras en el campo energético, haciéndolo más vulnerable a influencias externas. Cultivar emociones de alta vibración, como la gratitud, la compasión y el amor, fortalece el campo energético y lo protege de las densidades.

En interacciones con otras personas, establecer límites energéticos es crucial. Esto puede lograrse visualizando una burbuja de luz alrededor del propio campo energético antes de encuentros intensos o recordando internamente que cada ser es responsable de su propia energía. Este enfoque permite al practicante mantener su equilibrio sin absorber las energías de los demás.

La integración de estas prácticas en la vida diaria asegura una protección energética constante. Los Arcturianos recuerdan que la constancia en estas técnicas fortalece el campo energético del practicante, haciéndolo más resistente y menos susceptible a influencias externas. Incluso unos minutos al día dedicados a la protección energética pueden generar un impacto significativo en el bienestar general.

La protección energética no solo beneficia al practicante, sino que también eleva la vibración de su entorno. Un campo energético fuerte y equilibrado actúa como un faro de luz que irradia armonía hacia quienes lo rodean, contribuyendo al equilibrio colectivo. Este trabajo es un recordatorio de que el autocuidado energético es un acto de servicio no solo para uno mismo, sino también para el mundo.

Los Arcturianos enseñan que la protección energética no es un acto de separación, sino una práctica de empoderamiento. Al mantener su campo vibracional limpio y protegido, el practicante se convierte en un canal más claro para las frecuencias superiores, llevando luz, equilibrio y sanación a todos los niveles de su vida y de quienes lo rodean.

La liberación de bloqueos energéticos es una práctica esencial en el sistema holístico de sanación arcturiana, diseñada para restaurar el flujo natural de energía en el cuerpo y el campo vibracional. Los bloqueos, que pueden manifestarse como tensiones físicas, emociones reprimidas o patrones mentales repetitivos, son acumulaciones de energía densa que interrumpen la armonía del sistema. Al liberarlos, el practicante no solo recupera su equilibrio, sino que también accede a niveles más elevados de bienestar y conciencia.

Los Arcturianos enseñan que los bloqueos energéticos son el resultado de experiencias no procesadas, creencias limitantes o influencias externas que se han arraigado en el sistema. Aunque estos bloqueos pueden parecer obstáculos, son también oportunidades para el crecimiento y la transformación. La liberación consciente de estas densidades permite que el practicante recupere su flujo energético natural y se alinee con su propósito superior.

El primer paso en la liberación de bloqueos es la identificación. Esto requiere una autoobservación consciente en la que el practicante reflexione sobre áreas de su vida donde experimenta resistencia, malestar o repetición de patrones. A nivel físico, los bloqueos pueden manifestarse como dolores crónicos o tensiones localizadas. Emocionalmente, pueden presentarse como ansiedad, tristeza o ira persistente. Mentalmente, los bloqueos a menudo se muestran como pensamientos negativos recurrentes o limitaciones autoimpuestas.

Una vez identificado un bloqueo, el practicante puede utilizar la respiración consciente para comenzar a disolverlo. Durante una meditación, puede enfocarse en el área afectada, inhalando profundamente y visualizando que lleva luz y energía hacia el bloqueo. Al exhalar, puede imaginar que libera la densidad, permitiendo que el flujo energético se restablezca. Este ciclo de respiración no solo relaja el sistema, sino que también actúa como un catalizador para la transformación vibracional.

La visualización dirigida es una técnica poderosa en este proceso. El practicante puede imaginar el bloqueo como una forma oscura o una estructura rígida en su campo energético. Mientras trabaja con la energía arcturiana, puede visualizar que esta forma comienza a disolverse, transformándose en luz vibrante que fluye libremente a través de su sistema. Esta técnica no solo libera el bloqueo, sino que también restaura la armonía en el área afectada.

El sonido es otra herramienta efectiva para la liberación de bloqueos. Utilizar cuencos tibetanos, campanas o mantras genera vibraciones que penetran profundamente en el campo energético, desintegrando densidades y permitiendo que la energía fluya nuevamente. Durante una sesión, el practicante puede tocar un cuenco cerca del área afectada, permitiendo que las ondas sonoras interactúen con el bloqueo y lo liberen.

Los cristales también son aliados valiosos en esta práctica. Piedras como la amatista, la obsidiana y el citrino tienen propiedades que ayudan a transmutar las energías densas y a restaurar el equilibrio energético. Colocar un cristal sobre el área del bloqueo o sostenerlo durante una meditación amplifica el flujo energético, facilitando la liberación.

La imposición de manos es una técnica central en la sanación arcturiana que puede utilizarse para liberar bloqueos. Durante una sesión, el practicante puede colocar sus manos cerca del área afectada, canalizando energía arcturiana hacia el bloqueo. Visualizar un rayo de luz dorada fluyendo desde sus manos hacia el área ayuda a disolver la densidad y a restaurar el equilibrio.

La conexión con las frecuencias arcturianas amplifica significativamente este trabajo. Durante una meditación, el practicante puede invocar estas energías superiores, visualizando un flujo de luz vibrante que penetra en el bloqueo y lo libera. Esta luz no solo disuelve la densidad, sino que también llena el espacio liberado con frecuencias elevadas, asegurando una sanación completa.

El movimiento físico consciente es otra forma de liberar bloqueos energéticos. Prácticas como el yoga, el tai chi o incluso el baile intuitivo ayudan a desbloquear áreas donde la energía se ha estancado, permitiendo que fluya libremente nuevamente.

Movimientos suaves combinados con respiración profunda amplifican este efecto, promoviendo la liberación y la armonización.

El perdón es una técnica transformadora en la liberación de bloqueos emocionales. Muchas densidades están asociadas con heridas emocionales o resentimientos no resueltos. Durante una meditación, el practicante puede visualizar que envía luz y compasión hacia estas experiencias, liberando la carga emocional asociada y restaurando la paz interna.

La integración es una parte crucial del proceso de liberación. Después de trabajar con un bloqueo, el practicante debe tomarse un tiempo para descansar, reflexionar y permitir que las nuevas energías se asienten. Los Arcturianos enseñan que este tiempo de integración no solo asegura que la liberación sea completa, sino que también fortalece el campo energético del practicante.

La liberación de bloqueos no solo transforma al practicante, sino que también eleva su vibración, impactando positivamente en su entorno. Al liberar densidades, el practicante irradia energías más armónicas, contribuyendo al equilibrio colectivo y al bienestar planetario.

Los Arcturianos nos recuerdan que la liberación de bloqueos es un viaje continuo, una oportunidad para crecer, sanar y conectar con nuestra esencia más elevada. Al abordar estas densidades con compasión y apertura, el practicante no solo restaura su equilibrio, sino que también se alinea con las frecuencias superiores que guían su camino hacia la plenitud y la expansión espiritual.

Capítulo 23
Sanación de Relaciones y Luz

La sanación de relaciones es una práctica transformadora en el sistema holístico de sanación arcturiana, enfocada en armonizar las energías compartidas entre individuos, disolver conflictos y fortalecer los lazos desde una perspectiva de amor y comprensión. Los Arcturianos enseñan que las relaciones, ya sean familiares, románticas, amistosas o profesionales, son un reflejo de nuestro campo energético interno y una herramienta poderosa para el crecimiento y la evolución espiritual.

Cada relación tiene una energía única, un flujo vibracional que se genera y evoluciona a medida que las personas interactúan. Sin embargo, este flujo puede alterarse por emociones no resueltas, patrones de comunicación disfuncionales o energías externas que afectan la conexión. La sanación de relaciones no busca forzar cambios en las personas involucradas, sino transformar las energías compartidas, promoviendo un equilibrio y una alineación con las frecuencias más elevadas.

El primer paso en la sanación de relaciones es el autoanálisis. Antes de intentar cambiar la dinámica de una relación, el practicante debe observar sus propios pensamientos, emociones y patrones de comportamiento que pueden estar contribuyendo a los conflictos o desequilibrios. Este acto de introspección no solo genera claridad, sino que también abre un espacio de responsabilidad y empoderamiento.

La meditación es una herramienta clave para este proceso. Durante una práctica meditativa, el practicante puede visualizar el vínculo energético entre él y la otra persona como un lazo de luz. Si percibe tensiones o bloqueos en este lazo, puede imaginar una luz dorada o rosada fluyendo hacia él, limpiando las densidades y restaurando la armonía. Este acto simbólico refuerza la intención de sanar y elevar la relación.

La comunicación energética es otro aspecto esencial en esta práctica. A través de la visualización, el practicante puede enviar mensajes vibracionales de amor, perdón o gratitud hacia la otra persona. Esto no solo afecta el campo energético compartido, sino que también facilita cambios sutiles en la dinámica de la relación. Los Arcturianos enfatizan que esta comunicación debe realizarse desde un lugar de respeto y compasión, sin intentar manipular o imponer energías.

El perdón es un componente transformador en la sanación de relaciones. Muchas tensiones surgen de heridas pasadas o emociones no resueltas. Durante una sesión, el practicante puede visualizar que envía luz y compasión hacia las experiencias compartidas con la otra persona, liberando resentimientos y permitiendo que las energías fluyan libremente nuevamente. Este acto no solo sana el vínculo, sino que también libera al practicante de cargas emocionales.

Los símbolos arcturianos son herramientas poderosas para armonizar relaciones. Durante una práctica, el practicante puede visualizar un símbolo sagrado, como la Flor de la Vida, girando entre él y la otra persona, equilibrando y fortaleciendo el flujo energético compartido. Estos símbolos actúan como matrices vibracionales que elevan la conexión y disuelven las energías discordantes.

El sonido es otra técnica efectiva en la sanación de relaciones. Tocar un cuenco tibetano o cantar mantras mientras se visualiza la relación puede generar frecuencias que limpian y armonizan el vínculo. Por ejemplo, entonar el mantra "OM" mientras se enfoca en el lazo energético compartido puede ayudar a disolver tensiones y a restaurar el equilibrio.

Los cristales también pueden utilizarse para apoyar la sanación de relaciones. Piedras como el cuarzo rosa, que resuena con el amor incondicional, o la amatista, que promueve la claridad y la paz, pueden colocarse en un altar dedicado a la relación o sostenerse durante una meditación. Estos cristales amplifican la intención del practicante y facilitan la transformación del vínculo energético.

El trabajo con frecuencias arcturianas amplifica el impacto de esta práctica. Durante una sesión, el practicante puede invocar estas energías superiores, visualizando un rayo de luz dorada que fluye hacia el vínculo energético compartido. Esta luz no solo disuelve bloqueos y tensiones, sino que también eleva la vibración de la relación, alineándola con las frecuencias del amor y la comprensión.

La escritura introspectiva es una herramienta útil para explorar y sanar dinámicas de relaciones. El practicante puede reflexionar sobre preguntas como "¿Qué lecciones estoy aprendiendo de esta relación?" o "¿Qué patrones deseo transformar en nuestra conexión?". Escribir estas reflexiones no solo aporta claridad, sino que también abre un espacio para la introspección y la sanación.

La integración es una parte esencial del proceso de sanación de relaciones. Después de trabajar con las energías compartidas, es importante observar cómo se sienten el vínculo y las interacciones. Los Arcturianos enseñan que los cambios energéticos a menudo se reflejan en el mundo físico, pero estos pueden necesitar tiempo para manifestarse completamente. La paciencia y la constancia en las prácticas aseguran una transformación duradera.

La sanación de relaciones no solo transforma las conexiones personales, sino que también tiene un impacto más amplio en el campo energético colectivo. A medida que el practicante eleva sus vínculos, irradia estas frecuencias hacia su entorno, contribuyendo a la armonía y al equilibrio universal. Este trabajo es un recordatorio de que cada relación es una oportunidad para crecer, aprender y expandir el amor incondicional.

Los Arcturianos nos recuerdan que la sanación de relaciones es un camino de autodescubrimiento y conexión, una invitación a transformar nuestras interacciones en portales de crecimiento espiritual y amor profundo. Al abordar este trabajo con intención, compasión y apertura, el practicante no solo restaura la armonía en sus vínculos, sino que también se alinea con las frecuencias más elevadas que guían su evolución y expansión espiritual.

La transmisión de luz es una práctica central en el sistema holístico de sanación arcturiana, diseñada para canalizar y compartir frecuencias elevadas con otros, proporcionando sanación, claridad y protección. Los Arcturianos enseñan que cada ser humano tiene la capacidad de ser un canal consciente de energía divina, transmitiendo luz desde las dimensiones superiores hacia los planos físicos y espirituales. Esta práctica no solo ayuda al receptor a sanar y elevar su vibración, sino que también fortalece al practicante, al integrarse con las frecuencias superiores y convertirse en un conducto de paz y transformación.

El primer paso en la transmisión de luz es la conexión consciente con las energías superiores. Antes de realizar cualquier trabajo de transmisión, el practicante debe alinearse con su ser superior, abrir su corazón y su mente y establecer una intención clara. Esta intención puede ser tan simple como "Transmito luz para sanar y elevar las energías de quien la reciba" o "Que la luz arcturiana fluya libremente a través de mí para restaurar la armonía".

La respiración consciente juega un papel fundamental en esta práctica. El practicante debe respirar profundamente, inhalando la luz de dimensiones superiores y visualizando cómo esta luz fluye hacia su corazón. Al exhalar, la luz se irradia hacia el receptor, llenando su campo energético con frecuencias de sanación. Este flujo rítmico de respiración refuerza el canal de energía, asegurando que la transmisión de luz sea fluida y armoniosa.

El uso de visualización es esencial para amplificar la transmisión de luz. Durante la práctica, el practicante puede imaginar que su cuerpo se llena de una luz brillante, dorada o blanca, representando la energía divina. Al extender sus manos o dirigir su intención hacia el receptor, esta luz fluye desde su corazón, envolviendo al receptor en un campo energético de sanación. Los Arcturianos enseñan que esta luz no solo limpia el campo energético del receptor, sino que también alinea sus cuerpos físicos, emocionales y espirituales con las frecuencias más elevadas.

Los símbolos arcturianos son herramientas poderosas para amplificar la transmisión de luz. Durante la sesión, el practicante puede visualizar un símbolo sagrado flotando sobre el receptor, transmitiendo energía curativa a través de sus patrones geométricos. El uso de símbolos como el Merkaba o el Tetraedro Estelar puede potenciar significativamente la frecuencia de la luz transmitida, dirigiéndola con precisión a las áreas del cuerpo o el campo energético que necesitan sanación.

El sonido también es un complemento importante en la transmisión de luz. Al cantar mantras, como "OM" o sonidos arcturianos canalizados, el practicante emite vibraciones que refuerzan el flujo de luz, elevando aún más las frecuencias del receptor. El sonido resuena profundamente en los cuerpos sutiles, amplificando la energía y ayudando a disolver bloqueos y tensiones. Instrumentos como los cuencos tibetanos o las campanas también son efectivos, creando vibraciones que permiten que la luz fluya con mayor facilidad.

El trabajo con cristales es otro componente esencial de la transmisión de luz. Cristales como el cuarzo transparente, la selenita o la labradorita tienen propiedades que amplifican las energías de sanación. Colocar un cristal en las manos del practicante o cerca del receptor puede intensificar la energía transmitida, ayudando a dirigir la luz hacia áreas específicas que requieren atención. Los cristales también actúan como amplificadores de las frecuencias arcturianas, asegurando que la luz fluya con la mayor pureza y potencia.

La transmisión de luz puede aplicarse tanto en presencia física como a distancia. Los Arcturianos enseñan que el trabajo energético no está limitado por las barreras físicas, y que la energía puede enviarse de manera efectiva a cualquier persona, en cualquier lugar del mundo, a través de la conexión espiritual. Para la sanación a distancia, el practicante puede visualizar un lazo de luz que conecta su campo energético con el del receptor. Al imaginar que la luz fluye a través de este lazo, la energía alcanza al receptor y le proporciona sanación, claridad y protección, independientemente de la distancia.

La protección energética es una parte crucial de la transmisión de luz. Antes de enviar energía a otro ser, el practicante debe asegurarse de que su propio campo energético esté protegido y equilibrado. Esto puede lograrse mediante una visualización de escudo de luz alrededor del cuerpo, o mediante el uso de cristales protectores. La protección asegura que la energía fluya de manera pura y sin interferencias, y que el campo del practicante permanezca en equilibrio mientras actúa como canal de luz.

La transmisión de luz es también un acto de servicio. Los Arcturianos nos recuerdan que al compartir esta energía con otros, el practicante no solo ayuda a sanar al receptor, sino que también se conecta con la red universal de luz. Al actuar como canales de esta energía divina, los practicantes se alinean más profundamente con su propósito espiritual y contribuyen al bienestar colectivo. La energía que se transmite no solo limpia y sana, sino que también eleva la vibración del planeta entero, creando una red de luz que conecta a todos los seres.

La integración es fundamental al finalizar una sesión de transmisión de luz. El practicante debe tomarse un tiempo para descansar, reflexionar y permitir que las energías trabajadas se asienten. Esto también aplica para el receptor, quien puede experimentar una sensación de paz y claridad después de la transmisión. Integrar estas frecuencias es esencial para que la sanación se haga efectiva y se mantenga a lo largo del tiempo.

La transmisión de luz es una práctica de amor y compasión universal. Los Arcturianos enseñan que todos tenemos el potencial de ser canales de esta luz, y que al hacerlo, no solo sanamos a otros, sino que también nos sanamos a nosotros mismos. Al conectarnos con las energías superiores y transmitirlas, restauramos el equilibrio en nuestro propio ser y en el mundo que nos rodea, creando un ciclo continuo de luz y sanación.

Capítulo 24
Armonía con la Tierra y Regeneración

La armonía con la Tierra es una práctica esencial en el sistema holístico de sanación arcturiana, que reconoce la profunda conexión entre los seres humanos y el planeta como un ente vivo y vibrante. Los Arcturianos enseñan que la Tierra no solo es nuestro hogar físico, sino también un campo energético que nutre y sostiene a todos los seres. Trabajar en alineación con sus ritmos y frecuencias permite restaurar el equilibrio interno y externo, promoviendo la sanación personal y colectiva.

La conexión con la Tierra comienza con la comprensión de su energía como una expresión del flujo universal. Los Arcturianos describen la Tierra como un ser consciente, un núcleo de energía viva que responde y se adapta continuamente a las interacciones humanas y cósmicas. Establecer una relación armoniosa con este campo energético no solo beneficia al practicante, sino que también contribuye al bienestar general del planeta.

El primer paso para trabajar con la energía de la Tierra es la práctica de la conexión a tierra o grounding. Este proceso permite al practicante equilibrar su energía, estabilizando su sistema mientras fortalece su vínculo con el planeta. Durante una meditación, puede imaginar raíces de luz que se extienden desde sus pies hacia el núcleo de la Tierra, absorbiendo su energía vibrante y devolviendo cualquier densidad acumulada. Este flujo bidireccional asegura un intercambio constante y armónico de energía.

Los ciclos naturales, como los solsticios, los equinoccios y las fases lunares, son momentos especialmente poderosos para alinearse con las frecuencias de la Tierra. Durante estos eventos, el practicante puede realizar rituales o meditaciones que resuenen con la energía del momento. Por ejemplo, en un equinoccio, puede enfocarse en equilibrar sus energías internas, reflejando el equilibrio entre la luz y la oscuridad en la naturaleza.

El uso de cristales es una herramienta poderosa para trabajar en armonía con la Tierra. Piedras como la turmalina negra, el cuarzo ahumado y la jaspe roja resuenan con las frecuencias del núcleo terrestre, actuando como anclas que estabilizan el campo energético del practicante. Colocar estos cristales en un altar, llevarlos consigo o sostenerlos durante una meditación amplifica la conexión con el planeta.

El contacto directo con la naturaleza es fundamental para integrar esta práctica. Caminar descalzo sobre la hierba, meditar bajo un árbol o sumergirse en un cuerpo de agua natural no solo limpia y equilibra el campo energético, sino que también fortalece la conexión con la esencia viva de la Tierra. Los Arcturianos enseñan que estos actos simples son puertas hacia una relación más profunda con el planeta.

El sonido es una herramienta vibracional efectiva para trabajar con las energías de la Tierra. Tocar tambores, utilizar cuencos tibetanos o entonar mantras específicos genera frecuencias que resuenan con el núcleo terrestre. Durante una práctica, el practicante puede visualizar que estas vibraciones se extienden hacia la Tierra, conectando su campo energético con el flujo del planeta.

La visualización es otra técnica poderosa en esta práctica. Durante una meditación, el practicante puede imaginarse rodeado por un manto de luz verde o marrón, representando la energía de la Tierra. Puede visualizar cómo esta luz fluye hacia su cuerpo, llenándolo de vitalidad, mientras él devuelve amor y gratitud al planeta. Este intercambio fortalece la relación entre el practicante y la Tierra, creando un vínculo energético profundo.

La práctica de la gratitud es central en la armonía con la Tierra. Expresar agradecimiento por los recursos, la belleza y el sustento que ofrece el planeta no solo eleva la vibración del practicante, sino que también contribuye a la sanación energética de la Tierra. Durante una sesión, el practicante puede dedicar unos momentos a agradecer conscientemente por todo lo que recibe del entorno natural.

La sanación colectiva de la Tierra también es un componente esencial de esta práctica. Los Arcturianos enseñan que los seres humanos tienen el poder de enviar luz y energía curativa al planeta, contribuyendo a su equilibrio y regeneración. Durante una meditación, el practicante puede visualizar que envía un rayo de luz dorada desde su corazón hacia el planeta, llenándolo de frecuencias elevadas que apoyen su sanación.

La integración de las frecuencias arcturianas amplifica la conexión con la Tierra. Estas energías superiores actúan como un puente entre el practicante y el campo vibracional del planeta, permitiendo una interacción más profunda y armoniosa. Invocar estas frecuencias durante una meditación o práctica ritual intensifica la sanación y fortalece la conexión espiritual con la Tierra.

Los Arcturianos nos recuerdan que vivir en armonía con la Tierra no es solo una práctica espiritual, sino también un acto de responsabilidad colectiva. Al alinearse con los ritmos del planeta, el practicante no solo transforma su propia energía, sino que también contribuye al equilibrio y la evolución de todo el ecosistema.

La armonía con la Tierra es una invitación a recordar nuestra conexión innata con el planeta y a actuar como guardianes conscientes de su energía. A través de esta práctica, el practicante no solo restaura su equilibrio interno, sino que también se convierte en un canal de luz y sanación para el mundo que lo rodea, irradiando frecuencias de amor y cuidado hacia todas las formas de vida.

Las técnicas de regeneración en el sistema holístico de sanación arcturiana están diseñadas para activar los procesos naturales de restauración y renovación en el cuerpo físico, emocional y energético. Estas prácticas trabajan en alineación con las frecuencias arcturianas, permitiendo al practicante estimular la capacidad innata del cuerpo para sanar, regenerar tejidos y restaurar el equilibrio en niveles profundos.

Los Arcturianos enseñan que la regeneración no es solo un proceso biológico, sino también un flujo energético que puede ser activado conscientemente. Al trabajar con estas frecuencias, el practicante puede acceder a patrones vibracionales que apoyan la reparación celular, el equilibrio emocional y la armonización energética.

El primer paso en las técnicas de regeneración es la conexión con el flujo vital del cuerpo. Esto implica un enfoque consciente en las áreas que requieren regeneración, ya sea una herida física, una emoción no resuelta o un desequilibrio en el campo energético. El practicante debe establecer una intención clara, como "Activo mi capacidad innata para sanar y regenerar esta área," para dirigir la energía de manera efectiva.

La respiración consciente es una herramienta fundamental en este proceso. Durante una meditación, el practicante puede inhalar profundamente, visualizando que la luz arcturiana fluye hacia el área que necesita regeneración. Al exhalar, puede imaginar que libera cualquier bloqueo o energía estancada, permitiendo que el flujo regenerador se fortalezca. Este ciclo de respiración no solo relaja el cuerpo, sino que también activa las frecuencias necesarias para la restauración.

El uso de luz y color es una técnica poderosa en la regeneración. Durante una sesión, el practicante puede visualizar un rayo de luz dorada, verde o azul fluyendo hacia el área que necesita sanación. Por ejemplo, el verde, asociado con la energía de curación y el equilibrio, puede utilizarse para estimular la reparación celular, mientras que el azul puede emplearse para calmar inflamaciones o tensiones.

La geometría sagrada amplifica el impacto de estas prácticas. El practicante puede visualizar patrones como la Flor de la Vida o el Cubo de Metatrón sobre la zona que necesita regeneración, permitiendo que las frecuencias de estos símbolos activen y armonicen los tejidos y energías involucradas. Estos patrones actúan como matrices perfectas, guiando el flujo energético hacia un estado óptimo de equilibrio y renovación.

Los cristales son aliados valiosos en las técnicas de regeneración. Piedras como el cuarzo transparente, la aventurina verde y la selenita tienen propiedades específicas que apoyan la restauración y la sanación. Colocar un cristal sobre la zona afectada o sostenerlo durante una meditación amplifica la energía regeneradora y refuerza el flujo de las frecuencias arcturianas.

El sonido es otra herramienta vibracional eficaz. Utilizar cuencos tibetanos, diapasones o mantras genera frecuencias que resuenan profundamente en el cuerpo físico y energético, estimulando la regeneración. Por ejemplo, el mantra "RA MA DA SA," utilizado tradicionalmente para la sanación, puede entonarse mientras se enfoca en la zona afectada, permitiendo que las vibraciones activen los procesos restauradores.

El contacto físico consciente, como la imposición de manos, también es una técnica esencial. Durante una sesión, el practicante puede colocar sus manos sobre el área afectada, canalizando energía arcturiana hacia ella. Visualizar un flujo de luz dorada o esmeralda que fluye desde sus manos hacia la zona no solo estimula la regeneración, sino que también fortalece el vínculo entre el cuerpo físico y el campo energético.

El trabajo con frecuencias arcturianas es el núcleo de estas técnicas. Durante una práctica, el practicante puede invocar estas energías superiores, visualizando un campo de luz vibrante que envuelve todo su cuerpo o se enfoca en áreas específicas. Estas frecuencias no solo estimulan la regeneración a nivel celular, sino que también equilibran el campo energético, asegurando una restauración integral.

La regeneración emocional es un componente clave de estas prácticas. Muchas dolencias físicas están vinculadas a emociones no procesadas que se han almacenado en el cuerpo. Durante una sesión, el practicante puede explorar las emociones asociadas con el área afectada, utilizando técnicas como el perdón o la liberación emocional para apoyar la regeneración.

La integración es una parte crucial del proceso regenerativo. Después de una sesión, el practicante debe tomarse el tiempo para descansar, hidratarse y permitir que las energías trabajadas se asienten. La regeneración no siempre ocurre de manera inmediata, pero las frecuencias activadas continúan trabajando en el cuerpo y el campo energético durante días o semanas.

Los Arcturianos enseñan que las técnicas de regeneración no solo transforman al individuo, sino que también contribuyen al bienestar colectivo. Al restaurar su propio equilibrio, el practicante eleva su vibración y se convierte en un canal de energías armoniosas para su entorno. Este trabajo es un recordatorio de que la regeneración personal y la sanación planetaria están intrínsecamente conectadas.

La práctica de las técnicas de regeneración es una invitación a redescubrir y activar el potencial innato del cuerpo para sanar y renovarse. A través de estas técnicas, el practicante no solo transforma su experiencia personal, sino que también se alinea con las frecuencias superiores, recordando su capacidad para co-crear bienestar, equilibrio y plenitud en todos los niveles de existencia.

Capítulo 25
Sanación Infantil y Grupal

El trabajo con niños dentro del sistema holístico de sanación arcturiana es una práctica que requiere sensibilidad, intuición y un enfoque amoroso. Los niños poseen un campo energético más puro y abierto que los adultos, lo que les permite responder rápidamente a las frecuencias elevadas. Sin embargo, también son más sensibles a las influencias externas, lo que los hace susceptibles a desequilibrios energéticos que pueden manifestarse en su comportamiento, emociones o salud física.

Los Arcturianos enseñan que trabajar con niños es una oportunidad sagrada para apoyar su bienestar y fomentar su conexión con las energías superiores desde una etapa temprana. Este trabajo no solo beneficia al niño, sino que también fortalece el vínculo energético entre el practicante, el niño y su entorno, promoviendo la armonía familiar y colectiva.

El primer paso en el trabajo con niños es crear un espacio seguro y acogedor donde puedan sentirse relajados y abiertos a la experiencia. Este espacio debe ser tranquilo, con una atmósfera que invite a la calma y la curiosidad. Elementos como luz suave, música relajante y colores cálidos pueden ayudar a crear un ambiente armonioso.

La conexión inicial con el niño debe ser intuitiva y basada en la confianza. Antes de comenzar cualquier práctica energética, el practicante puede dedicar unos momentos a observar y comprender la energía del niño, respetando su nivel de comodidad y apertura. Los niños son receptivos a las intenciones y las emociones, por lo que es esencial que el practicante se enfoque en irradiar calma, amor y seguridad.

Las técnicas de sanación para niños deben adaptarse a sus necesidades y nivel de comprensión. En lugar de explicaciones detalladas, el practicante puede usar historias, imágenes o juegos que les permitan conectar con las energías de manera natural. Por ejemplo, se puede invitar al niño a imaginar una luz brillante y cálida que lo envuelve, como si fuera un abrazo protector del universo.

La visualización es una herramienta poderosa en el trabajo con niños. El practicante puede guiarlos para que imaginen colores y formas que les transmitan tranquilidad y bienestar. Por ejemplo, se les puede pedir que visualicen un arcoíris que fluye a través de su cuerpo, limpiando y equilibrando su energía. Estas imágenes simples y visualmente atractivas son fáciles de comprender y profundamente efectivas.

La respiración consciente puede enseñarse como un juego para los niños. Se les puede pedir que imaginen que están inhalando estrellas o flores y que exhalan nubes o burbujas. Este enfoque no solo introduce el concepto de respiración consciente, sino que también les ayuda a liberar tensiones y equilibrar su energía de manera lúdica.

El contacto físico suave es una técnica especialmente efectiva con niños. Colocar las manos sobre su cabeza, espalda o manos, mientras se canalizan frecuencias arcturianas, puede ayudar a calmar su sistema y restaurar el equilibrio. Durante este proceso, el practicante puede visualizar una luz dorada o esmeralda fluyendo desde sus manos hacia el cuerpo del niño, llenándolo de calma y bienestar.

El uso de herramientas como cristales también es muy bien recibido por los niños, ya que tienden a sentirse atraídos por su belleza y energía. Cristales como el cuarzo rosa, la amatista o la aventurina verde son ideales para trabajar con niños debido a sus propiedades suaves y protectoras. Se les puede dar un cristal para que lo sostengan o lo coloquen cerca mientras se realiza la sesión.

El sonido es otra herramienta vibracional que resuena profundamente con los niños. Utilizar instrumentos como campanas, tambores pequeños o cuencos tibetanos crea un ambiente mágico que los niños encuentran fascinante. Estos sonidos no solo equilibran su energía, sino que también estimulan su curiosidad y creatividad.

El juego es un medio natural para trabajar con las energías de los niños. Los Arcturianos sugieren que los juegos imaginativos, como crear "escudos de luz" o "mágicos portales energéticos," pueden ser una forma efectiva de introducir conceptos de protección y equilibrio. A través del juego, los niños no solo comprenden las prácticas, sino que también participan activamente en su propia sanación.

Es importante que las sesiones sean breves y dinámicas, adaptándose a la capacidad de atención del niño. Los niños suelen responder rápidamente a las energías, por lo que no se requiere un tiempo prolongado para lograr efectos significativos. Al finalizar, el practicante puede guiarlos para que expresen cómo se sienten, fomentando la autoexploración y el autoconocimiento.

El apoyo emocional también es esencial en el trabajo con niños. Muchas veces, las energías desequilibradas están asociadas con emociones no expresadas o cambios en su entorno. Escuchar con atención y validar sus sentimientos fortalece su confianza y les proporciona un espacio seguro para procesar sus experiencias.

El impacto del trabajo con niños trasciende el momento de la sesión. Los Arcturianos enseñan que los niños que se sienten equilibrados y conectados con su energía interior tienden a irradiar esta armonía hacia su entorno. Esto crea un efecto de sanación expansiva que beneficia a sus familias, escuelas y comunidades.

El trabajo con niños es una oportunidad para sembrar las semillas del bienestar y la conexión espiritual desde una etapa temprana. Los Arcturianos nos recuerdan que los niños son portadores de luz y sabiduría innata, y que al apoyarlos en su equilibrio y desarrollo energético, no solo contribuimos a su bienestar, sino también a la creación de un futuro más armonioso y elevado para todos.

El desarrollo de grupos de sanación en el contexto del sistema holístico de sanación arcturiana es una práctica que combina intenciones individuales y colectivas para amplificar el impacto de las energías curativas. Los Arcturianos enseñan que los grupos actúan como nodos energéticos que, al unirse, crean un campo vibracional mayor, capaz de sanar, transformar y elevar tanto a los participantes como al entorno que los rodea. Esta práctica no solo fortalece la conexión entre los miembros, sino que también contribuye al equilibrio colectivo y al bienestar planetario.

La formación de un grupo de sanación comienza con una intención clara y compartida por todos los participantes. El propósito puede variar desde la sanación individual de sus miembros hasta la transmisión de energías curativas a comunidades o lugares específicos. Definir esta intención en conjunto alinea las energías del grupo y establece una base sólida para el trabajo espiritual.

El primer paso práctico es la creación de un espacio sagrado donde el grupo pueda reunirse. Este espacio debe ser tranquilo, armonioso y propicio para la meditación y la conexión energética. Elementos como velas, cristales, música suave y símbolos sagrados pueden colocarse estratégicamente para elevar la vibración del lugar y crear un ambiente que inspire calma y concentración.

La preparación energética de los participantes es fundamental para el éxito del grupo. Antes de iniciar cualquier práctica, se recomienda realizar ejercicios de conexión a tierra, limpieza energética y alineación individual. Esto asegura que cada miembro contribuya con un campo energético equilibrado y que esté abierto a recibir y transmitir las frecuencias arcturianas.

La meditación grupal es una de las prácticas más poderosas en este contexto. Durante la sesión, los participantes pueden visualizar una esfera de luz dorada que los envuelve, conectando sus energías y creando un campo vibracional unificado. Esta esfera actúa como un canal que amplifica las intenciones compartidas y facilita el flujo de energías curativas tanto dentro como fuera del grupo.

La canalización de frecuencias arcturianas es un elemento central en los grupos de sanación. Uno o más participantes pueden actuar como canales conscientes, recibiendo y transmitiendo estas energías al resto del grupo. Visualizar un rayo de luz dorada que desciende desde las dimensiones superiores hacia el centro del círculo grupal es una técnica efectiva para activar y distribuir estas frecuencias.

El uso de geometría sagrada amplifica la efectividad de las prácticas grupales. Patrones como la Flor de la Vida o el Tetraedro Estelar pueden visualizarse flotando en el centro del grupo, irradiando energía equilibrante hacia todos los miembros. También se pueden dibujar o colocar físicamente estos símbolos en el espacio, sirviendo como puntos focales de las energías arcturianas.

El sonido es otra herramienta transformadora en los grupos de sanación. Utilizar cuencos tibetanos, tambores o campanas crea vibraciones que resuenan con el campo energético grupal, armonizando y elevando su frecuencia. Los mantras, como "OM" o "RA MA DA SA," pueden cantarse en conjunto, sincronizando las energías de los participantes y fortaleciendo la conexión colectiva.

El trabajo con cristales es especialmente efectivo en grupos. Colocar un cristal grande, como un cuarzo transparente o una amatista, en el centro del círculo amplifica y distribuye las energías curativas. Los participantes también pueden sostener cristales más pequeños durante las sesiones, estableciendo una conexión directa con las frecuencias arcturianas.

La intención colectiva puede dirigirse hacia objetivos específicos, como enviar luz y sanación a una persona, comunidad o situación. Durante estas prácticas, los miembros del grupo pueden visualizar la intención como un rayo de luz que fluye desde el centro del círculo hacia el objetivo, llevando consigo las energías curativas y transformadoras generadas por el grupo.

La dinámica del grupo debe incluir momentos para compartir experiencias y reflexiones después de las prácticas. Este espacio permite a los participantes expresar lo que sintieron o percibieron, fortaleciendo la conexión emocional y espiritual entre los miembros. Los Arcturianos enseñan que esta interacción no solo enriquece la experiencia individual, sino que también profundiza la cohesión energética del grupo.

El desarrollo de roles dentro del grupo puede ser útil para organizar y optimizar las prácticas. Algunos miembros pueden asumir la función de facilitadores, guiando las meditaciones y prácticas energéticas, mientras que otros pueden enfocarse en aspectos logísticos o en preparar el espacio sagrado. Este enfoque colaborativo fortalece el sentido de propósito compartido y asegura que cada participante contribuya con sus talentos únicos.

La regularidad en las reuniones es esencial para mantener la coherencia y la eficacia del grupo. Establecer un horario fijo, como encuentros semanales o mensuales, crea un ritmo que fortalece la conexión energética entre los miembros. Los Arcturianos enseñan que la constancia en estas prácticas no solo profundiza el impacto de las energías trabajadas, sino que también eleva la vibración del entorno y las comunidades conectadas al grupo.

Los grupos de sanación también tienen un impacto más allá de sus miembros inmediatos. Los Arcturianos enfatizan que el trabajo colectivo genera una onda expansiva de luz que contribuye al equilibrio y la sanación del planeta. Este efecto multiplicador transforma el grupo en un catalizador de cambio positivo, irradiando frecuencias elevadas hacia todas las dimensiones de la existencia.

El desarrollo de grupos de sanación es una manifestación de la interconexión entre los seres humanos y su capacidad para co-crear armonía y bienestar. A través de estas prácticas, los participantes no solo transforman su propia energía, sino que también contribuyen a un propósito mayor, alineándose con las frecuencias arcturianas para promover sanación y equilibrio en el mundo.

Capítulo 26
Maestría y Práctica Avanzada

Los avances en la práctica del sistema holístico de sanación arcturiana representan un escalón superior en el camino de la transformación personal y colectiva. Este capítulo explora la integración y la combinación de las técnicas aprendidas, llevándolas a un nivel más profundo y complejo, donde el practicante puede abordar desafíos energéticos específicos y trabajar con mayor precisión y efectividad.

Los Arcturianos enseñan que el verdadero dominio en la sanación no radica únicamente en el conocimiento técnico, sino en la capacidad de adaptar las herramientas aprendidas a las necesidades únicas de cada situación. La práctica avanzada es, por lo tanto, una danza intuitiva entre las habilidades adquiridas y la guía espiritual que el practicante recibe en cada momento.

El primer paso en estos avances es profundizar la conexión con las frecuencias arcturianas. A través de meditaciones más intensas y prolongadas, el practicante puede afinar su capacidad para percibir y canalizar estas energías con mayor claridad. Visualizar un vórtice de luz dorada descendiendo desde dimensiones superiores, envolviendo el cuerpo y el campo energético, ayuda a abrir nuevos niveles de percepción y sensibilidad.

La combinación de técnicas es uno de los pilares de la práctica avanzada. Por ejemplo, el practicante puede integrar la geometría sagrada con el sonido, utilizando patrones como la Flor de la Vida mientras entona mantras específicos. Esta sinergia potencia el impacto de ambas herramientas, permitiendo al practicante abordar bloqueos energéticos más complejos y profundos.

La personalización de las técnicas también es clave. En lugar de aplicar métodos generales, el practicante debe sintonizarse con la energía única de la persona, el lugar o la situación que está trabajando. Esto puede implicar ajustar la frecuencia de la luz visualizada, elegir cristales específicos según las necesidades detectadas o adaptar las visualizaciones y meditaciones para abordar aspectos energéticos concretos.

El trabajo multidimensional es un aspecto central de los avances en la práctica. Los Arcturianos enseñan que muchos desequilibrios energéticos tienen raíces en dimensiones más allá del plano físico. Durante una sesión, el practicante puede visualizarse entrando en un espacio vibracional elevado, donde trabaja directamente con las líneas de tiempo, las memorias akáshicas o las energías ancestrales que influyen en el presente.

La sanación colectiva es otra área de expansión en la práctica avanzada. Al trabajar con grupos o comunidades, el practicante debe ser capaz de dirigir la energía de manera simultánea hacia múltiples individuos, manteniendo un enfoque claro y estable. Visualizar un entramado de luz conectando a todos los participantes permite distribuir las frecuencias arcturianas de manera uniforme, fortaleciendo el impacto de la sanación grupal.

El uso de símbolos avanzados es una técnica poderosa en esta etapa. Los Arcturianos enseñan que cada símbolo posee un patrón vibracional específico que puede activarse mediante la intención consciente. Durante una sesión, el practicante puede visualizar un símbolo flotando sobre el área trabajada, girando y expandiéndose para dirigir la energía con precisión. Incorporar nuevos símbolos descubiertos a través de la meditación y la canalización enriquece el repertorio del practicante y permite abordar desafíos más específicos.

El dominio del flujo energético es otro componente esencial. En esta etapa, el practicante debe ser capaz de percibir el movimiento de la energía en tiempo real, detectando áreas de congestión o desequilibrio y ajustando su enfoque según sea necesario. Esto requiere un alto nivel de sensibilidad y una conexión constante con las energías superiores que guían la sesión.

La integración de emociones y patrones mentales también juega un papel importante en la práctica avanzada. Muchas veces, los bloqueos energéticos están profundamente ligados a emociones reprimidas o creencias limitantes. Durante una sesión, el practicante puede invitar al receptor a explorar y liberar estas emociones, utilizando técnicas como la visualización de luz transformadora o el uso de afirmaciones positivas que reprogramen el campo energético.

El uso de la intuición es esencial en este nivel. Los Arcturianos enseñan que cada sesión de sanación es única y requiere una respuesta personalizada que no siempre puede planificarse de antemano. Confiar en los impulsos internos, las imágenes visualizadas y las sensaciones percibidas durante la práctica permite al practicante actuar como un canal claro para las frecuencias arcturianas.

La autoevaluación y el desarrollo continuo también son cruciales en esta etapa. Los Arcturianos enfatizan la importancia de la práctica constante, la meditación diaria y la búsqueda de nuevas formas de expandir el conocimiento y la habilidad. Reflexionar sobre cada sesión, identificando lo que funcionó y lo que puede mejorarse, permite al practicante perfeccionar su enfoque y avanzar en su camino espiritual.

La práctica avanzada no solo transforma al practicante, sino que también amplifica su impacto en el mundo. Los Arcturianos enseñan que quienes trabajan con estas frecuencias superiores no solo sanan y equilibran a otros, sino que también elevan la vibración del colectivo. Cada sesión de sanación, cada transmisión de luz y cada interacción consciente contribuyen al equilibrio universal.

Los avances en la práctica son una invitación a llevar las habilidades adquiridas a un nuevo nivel de maestría, donde la intuición, la sensibilidad y la conexión con las frecuencias arcturianas se combinan para abordar desafíos complejos con gracia y precisión. Este camino no solo profundiza la conexión del practicante con las energías superiores, sino que también lo alinea con su propósito como canal de luz y sanación en el mundo.

Convertirse en un Maestro Arcturiano es la culminación de un viaje de aprendizaje, práctica y transformación en el sistema holístico de sanación arcturiana. Este estado no se define únicamente por el dominio técnico, sino por la integración profunda de las frecuencias arcturianas en todos los aspectos de la vida del practicante. Un Maestro Arcturiano actúa como un puente entre las dimensiones superiores y el plano terrenal, sirviendo como guía, sanador y portador de luz para quienes buscan armonía y equilibrio.

Los Arcturianos enseñan que la maestría es un proceso continuo, un compromiso con el crecimiento y la expansión. No se trata de alcanzar un punto final, sino de estar en un estado constante de receptividad y servicio. Este camino requiere humildad, disciplina y un profundo respeto por las energías superiores que guían cada paso del practicante.

El primer paso hacia la maestría es la alineación completa con las frecuencias arcturianas. Esto implica no solo la capacidad de canalizar estas energías durante las prácticas de sanación, sino también integrarlas en la vida diaria. Un Maestro Arcturiano vive en un estado de conexión constante con estas frecuencias, permitiendo que guíen sus pensamientos, palabras y acciones.

La presencia consciente es una cualidad esencial de un Maestro Arcturiano. Esta habilidad permite al practicante estar completamente presente en cada momento, percibiendo las energías sutiles a su alrededor y respondiendo con claridad y compasión. La práctica diaria de la meditación y la autoobservación fortalece esta capacidad, creando un campo energético estable y luminoso que irradia equilibrio hacia los demás.

La enseñanza es una de las responsabilidades fundamentales de un Maestro Arcturiano. Compartir los conocimientos y las técnicas aprendidas no solo beneficia a quienes los reciben, sino que también fortalece la conexión del Maestro con las energías superiores. Un verdadero maestro no impone su sabiduría, sino que inspira y guía, permitiendo que cada individuo descubra su propio camino hacia la sanación y la iluminación.

El servicio es otro aspecto esencial de la maestría. Los Arcturianos enfatizan que un Maestro Arcturiano actúa en beneficio del colectivo, utilizando sus habilidades y conocimientos para elevar a los demás. Esto puede incluir la sanación individual, la transmisión de luz a comunidades o el trabajo con grupos para armonizar energías colectivas. El servicio no es una obligación, sino una expresión natural de amor y gratitud hacia las energías que el Maestro canaliza.

La conexión con los Maestros Arcturianos es una parte central de esta etapa. Estos guías espirituales ofrecen orientación, apoyo y sabiduría a quienes han alcanzado niveles avanzados en su práctica. Durante las meditaciones, un Maestro Arcturiano puede visualizar un círculo de luz donde se encuentran estos guías, recibiendo su energía y sus mensajes para profundizar en su propia comprensión y expansión.

El dominio de las técnicas avanzadas es una característica distintiva de un Maestro Arcturiano. Esto incluye la capacidad de trabajar con energías multidimensionales, la reprogramación energética, la sanación interdimensional y la activación del cuerpo de luz. Un Maestro no solo utiliza estas técnicas con precisión, sino que también las adapta y las expande según las necesidades de cada situación.

El equilibrio interno es fundamental para mantener el estado de maestría. Los Arcturianos enseñan que un Maestro Arcturiano debe ser un ejemplo de armonía, demostrando cómo las energías superiores pueden integrarse en la vida cotidiana. Esto incluye el manejo consciente de las emociones, el pensamiento positivo y la capacidad de mantener una vibración elevada incluso en circunstancias desafiantes.

La protección energética también es crucial para un Maestro Arcturiano. Al trabajar con energías elevadas y asistir a otros en sus procesos de sanación, el Maestro debe asegurarse de mantener su propio campo energético limpio y equilibrado. Esto puede lograrse a través de visualizaciones, cristales protectores, símbolos arcturianos y prácticas regulares de limpieza energética.

La creación de comunidades de luz es otro aspecto importante de la maestría. Un Maestro Arcturiano no solo trabaja individualmente, sino que también inspira y organiza grupos para promover la sanación y la elevación colectiva. Estas comunidades actúan como puntos focales de luz, irradiando frecuencias elevadas hacia sus miembros y hacia el entorno.

El legado de un Maestro Arcturiano no se mide por sus logros individuales, sino por el impacto que tiene en los demás. Los Arcturianos enseñan que un verdadero Maestro deja una huella de luz y amor en todas sus interacciones, recordando a quienes lo rodean su propia conexión con las energías superiores y su capacidad para transformarse.

La humildad es la base de la maestría. Un Maestro Arcturiano comprende que no es la fuente de las energías que canaliza, sino un instrumento al servicio del universo. Este reconocimiento permite que las frecuencias arcturianas fluyan libremente a través de él, creando un canal claro y poderoso para la sanación y la transformación.

Convertirse en un Maestro Arcturiano es una invitación a vivir en alineación constante con las frecuencias más elevadas, sirviendo como un faro de luz para el mundo. Este camino no solo transforma al practicante, sino que también eleva a todos aquellos con quienes interactúa, creando una red de luz que conecta corazones, mentes y almas en un propósito común de amor, sanación y unidad.

Epílogo

Al llegar al final de estas páginas, ya no eres el mismo. Algo sutil, pero profundamente transformador, ha cambiado dentro de ti. Tal vez sea difícil identificar exactamente qué, pero si escuchas con atención, sentirás que la melodía que ahora vibra en tu esencia es más clara, más afinada, más conectada con el todo.

El viaje que iniciaste al abrir este libro no termina aquí. Es un punto de partida, una apertura hacia dimensiones que antes parecían inalcanzables. No solo has accedido a conocimientos, sino también a frecuencias que continúan reverberando en tu sistema energético. Y esto es solo el comienzo.

Los Arcturianos, con su sabiduría y presencia, no ofrecen respuestas definitivas, sino herramientas para que encuentres las tuyas. Te muestran el camino, pero eres tú quien decide recorrerlo. Es una invitación a la co-creación, a la participación activa en la sanación y en la expansión de tu propia realidad.

Recuerda que la verdadera sanación, el verdadero equilibrio, reside en reconocer la interconexión de todo lo que eres. Cuerpo, mente y espíritu son como un triángulo sagrado, y cuando uno está en armonía, todos los demás se alinean. Tu vida, ahora, refleja esa armonía, y la energía que irradias tiene el poder de transformar no solo tu ser, sino también a quienes te rodean.

Mientras cierras este libro, debes saber que nunca estará completamente cerrado. Permanece vivo dentro de ti, en cada práctica que decidas adoptar, en cada intención que establezcas, en cada momento en el que optes por vibrar en una frecuencia más elevada. Este es su legado: un despertar continuo, una danza eterna entre tú y el universo.

Sigue adelante, con valentía y el corazón abierto. El cosmos está a tu lado. Y dentro de ti está la llave para todo.

www.ingramcontent.com/pod-product-compliance
Lightning Source LLC
LaVergne TN
LVHW040057080526
838202LV00045B/3687